W0258067

Cordula Kriczer

Keine Angst vor Narkose und Operation

Ein Patientenratgeber

SpringerWienNewYork

Dr. Cordula Kriczer
Hetzendorfer Straße 58–60/6/1
A-1120 Wien, Österreich

Die Wiedergabe von Gebrauchsnamen, Handelsnamen, Warenbezeichnungen
usw. in diesem Buch berechtigt ohne besondere Kennzeichnung nicht zu der
Annahme, daß solche Namen im Sinne der Warenzeichen- und Markenschutz-
Gesetzgebung als frei zu betrachten wären und daher von jedermann benutzt
werden dürfen. Produkthaftung: Für Angaben über Dosierungsanweisungen
und Applikationsformen kann vom Verlag keine Gewähr übernommen werden.
Derartige Angaben müssen vom jeweiligen Anwender im Einzelfall anhand
anderer Literaturstellen auf ihre Richtigkeit überprüft werden.

Satz: H. Meszarics • Satz & Layout • A-1200 Wien

Graphisches Konzept: Ecke Bonk

Gedruckt auf säurefreiem, chlorfrei gebleichtem Papier – TCF
SPIN: 10630271

Mit 16 farbigen Abbildungen

ISBN-13:978-3-211-83003-1   e-ISBN-13:978-3-7091-6862-2
DOI: 10.1007/978-3-7091-6862-2

Vorwort

Dieses Büchlein entstand aufgrund der Tatsache, daß ich in meiner langjährigen Tätigkeit als Narkoseärztin zahlreiche Patienten betreuen durfte, die vor nichts mehr auf der Welt Angst hatten als vor der Narkose. Diese Furcht vor dem Ausgeliefertsein, vor dem Kontrollverlust über die eigene Persönlichkeit, überwog alle möglichen Schrecken, die ein Spitalsaufenthalt mit sich brachte. Bei näheren Gesprächen mit diesen Patienten stellte sich heraus, daß ihre Ängste jedoch hauptsächlich auf Boden einer Uninformiertheit entstanden waren, und daß allein die Information über den tatsächlichen Ablauf vieles von den Sorgen erleichtern konnte.

Um das Wissen über die Abläufe im Krankenhaus nun allgemein zugänglich zu machen und den Patienten zu einem mündigen, informierten Partner des Arztes zu machen, habe ich mich entschlossen, diese Broschüre zu verfassen. Ich hoffe auf eine weite Verbreitung, damit vielen bedrückenden Gedanken, die Ihnen, liebe Leser, vielleicht durch den Kopf schießen, wenn Ihnen ein Spitalsaufenthalt bevorsteht, rasch der Schrecken genommen werden kann!

Wien, im Mai 1997   C. Kriczer

Ich danke den folgenden Sponsoren für Ihre Unterstützung, durch die die Realisierung des Buches erst ermöglicht wurde:

Wiener Gebietskrankenkasse

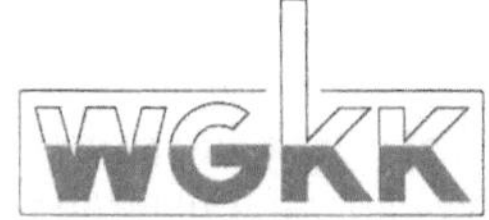

Firma Astra

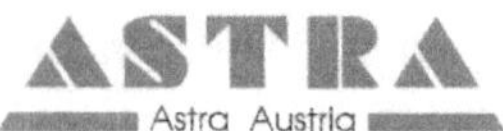

Firma Dräger Medizintechnik

Technik für das Leben **Dräger**

Erste Österreichische Blutbank für Eigenblutvorsorge

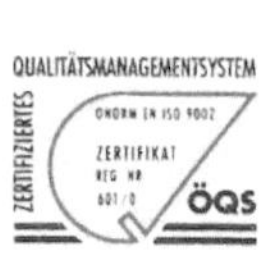

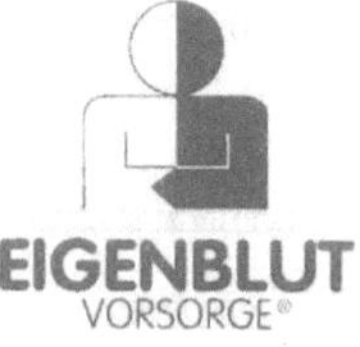

1080 Wien,
Hamerlingplatz 8

Tel.: 408 89 00, 408 88 55
Telefax: 408 88 55 Kl. 15

Außerdem bin ich meinem Chef, **Herrn Prim. Dr. G. Ammann,** Vorstand der Abteilung für Anästhesie und Intensivmedizin, für die tatkräftige Unterstützung des Projektes zu großem Dank verpflichtet.

Weiters danke ich den folgenden Primarärzten für die Erlaubnis, Fotos zu veröffentlichen: *Herrn Prim. Dr. Koller,* Ärztlicher Direktor; *Herrn Prim. Doz. Dr. Harrer,* Vorstand der Augenabteilung; *Herrn Prim. Dr. Hold,* Vorstand der chirurgischen Abteilung; *Herrn Prim. Prof. Dr. Neumann,* Vorstand der HNO-Abteilung; *Herrn Prim. Prof. Dr. Scharf,* Vorstand der unfallchirurgischen Abteilung; alle: Hanusch-krankenhaus, Wien.

Inhaltsverzeichnis

Einleitung

- Kunstfehler! Falsche Niere entfernt!
- Kunstfehler! Falscher Hoden operiert – Patient nun kastriert!
- Kunstfehler! Bei Magenoperation Milz entfernt!
- 3000 Kunstfehler pro Jahr in Österreich!

Solche und andere Horrormeldungen über ärztliche Behandlungs-
fehler füllen in den letzten Jahren zunehmend die Spalten unserer
Tageszeitungen oder sind der Knüller im Fernsehprogramm. Waren Sie
etwa unter den unglücklichen Patienten, die kurz danach für einen
Operationstermin vorgemerkt waren?

Oder gehörten Sie zu jenen, denen der Hausarzt gerade zu einer
Operation geraten hatte?

Wie ist es Ihnen beim Lesen dieser Artikel ergangen? Zunächst
einmal hat Sie die nackte Panik ergriffen:

- „O Gott, wenn das bei mir passiert!
- Wie soll mein Kind ohne mich weiter kommen!
- Wer soll für die Familie sorgen, wenn ich kein Geld mehr verdienen
  kann?!
- Was wird mein Mann tun, wenn er mich nicht mehr hat?!
- Wer wird sich um die alte Mutter kümmern, wenn ich nicht mehr ein-
  satzfähig bin?!
- Habe ich überhaupt mein Testament schon gemacht und reicht das
  Sparbuch für's Begräbnis?"

Solche und ähnliche Gedanken sind Ihnen durch den Kopf geschos-
sen. Doch dann hat langsam der Verstand ein bißchen die Zügel in die
Hand genommen. „Bei Frau X. ist ja auch alles gut gegangen. Herr Y.
ist ja auch wieder heil nach Hause gekommen. Aber wie wird das bei
mir sein?"

Unbewußt erreichen die zahlreichen Medienberichte ein deutliches
Unbehagen, weil sie Komplikationen, die sich ereignet haben, reiße-
risch und eindrucksvoll ausschlachten.

„Only bad news are good news! – Nur schlechte Nachrichten sind gute Nachrichten!" ist ein altbekannter Journalistengrundsatz.

Über die zigfach unkompliziert verlaufenden Fälle verliert man jedoch kaum jemals eine Silbe.

Allein in Österreich finden nach Angaben der österreichischen Krankenhauszeitung (9/96) ca. 550.000 Operationen in Narkose statt. Lesen Sie darüber jemals einen Bericht? Oder einen Leserbrief, in dem sich ein Patient für eine normal verlaufene Blinddarmoperation bedankt? Nicht, daß ich jetzt sagen will, daß sich jeder Patient für seine Genesung bedanken müßte. Ich will nur ein bißchen Bewußtsein wecken für die Tatsache, daß in den unzähligen Krankenhäusern Österreichs Tag für Tag abertausende Operationen durchgeführt werden, die alle planmäßig ablaufen, nach denen jedoch kein Hahn kräht.

Andererseits ist es natürlich den Journalisten nicht zu verdenken, wenn sie Artikel produzieren, die mit Interesse gelesen werden, und schließlich braucht auch das Fernsehen seine Einschaltquote. Das ist ja nun auch die Aufgabe der Medien, über Ereignisse, die von allgemeinem Interesse sind, zu berichten. Mit ihrer Art, die Dinge zu beleuchten, haben sie jedoch langsam ein Bild von der heutigen Medizin geschaffen, das der gewissenhaften ärztlichen Betreuung unserer Bevölkerung ein wenig abträglich ist. Verunsicherung und Mißtrauen sind kein Boden, auf dem rasche Genesung möglich ist, und die Angst, mit der sich ein Patient ins Krankenhaus begibt, ist ein zusätzlicher Streßfaktor, der sein Immunsystem schwächt und seine Abwehr- und Heilungskräfte reduziert.

Das ist auch der Grund, warum ich mich entschlossen habe, dieses Büchlein zu schreiben. Öffentlichkeitsarbeit ist für Ärzte kein Thema, an das sie sich gerne heranwagen. Zu gefährlich scheint dieser Boden. Mit Journalismus hat man lieber gar nichts zu tun.

Ich empfinde die einseitige Darstellung meines Arbeitsgebietes, das mich mit Freude und Enthusiasmus erfüllt, jedoch als gravierende Beeinträchtigung. Jeder neue Kunstfehlerbericht bereitet mir weitere Sorgen, und so möchte ich mit diesem Ratgeber einen Gegenpol erzeugen, ein anderes Bild von der heutigen Medizin zeichnen und damit den Patienten von heute und morgen den Gang ins Krankenhaus erleichtern.

Ein weiterer wichtiger Motivationsgrund ist die Tatsache, daß ich in meiner langjährigen Erfahrung unzählige Dinge im Ablauf einer Krankenhausaufnahme erlebt habe, die Sand ins Getriebe gebracht haben und durch einfache, verstärkte Patienteninformation rasch verbessert werden hätten können. Niemand hat jedoch Zeit, sich um Information des Patienten vor dem Aufenthalt zu kümmern.

Die zunehmende Aufmerksamkeit für Bücher, die medizinische Laien über ihre Gesundheit informieren, hat mich dann dazu ermutigt, es auf diesem Wege zu versuchen. „Vielleicht sind die Leute an meinem kleinen Ratgeber interessiert?"

So habe ich versucht, alle Situationen zu beschreiben, die häufigsten Reibungspunkte anzuführen und damit für alle Seiten zu einem besseren Ablauf beizutragen.

Wenn ich im Folgenden immer nur von „dem Arzt" spreche, so soll dies keineswegs eine Diskriminierung meiner *Kolleginnen* darstellen, sondern dem Lesefluß dienen.

Selbstverständlich sind Ärztinnen ebenso gemeint!

Auch „der Patient" steht natürlich genauso für Damen wie für Herren.

I. Wie alles anfängt

- „Herr Doktor, immer wenn ich ein Stück Torte mit Schlagobers esse oder den Salat mit steirischem Kernöl mariniere, habe ich entsetzliche Beschwerden da rechts unter den Rippen!"
  Der Herr Doktor veranlaßt die Ultraschalluntersuchung: Diagnose – Gallensteine!

- „Frau Doktor, in den letzten Monaten bekomme ich kaum mehr Luft durch die Nase!"
  Diagnose: Die Nasenscheidewand muß korrigiert werden.

- „Herr Doktor, ich hab' schon solche Beschwerden beim Urinieren!"
  Diagnose: Die Vorsteherdrüse (Prostata) ist zu groß geworden und muß operiert werden.

Chronische Beschwerden haben langsam zugenommen und sind zu einem nur mehr schwer erträglichen Ausmaß angewachsen. Der praktische Arzt hat die notwendigen Voruntersuchungen für die spezielle Operation erhoben. (Für den Narkosearzt sind verschiedene Blutbefunde, eine Begutachtung durch den Internisten und in speziellen Fällen – bei Rauchern beispielsweise oder bestehenden Lungenvorerkrankungen – auch ein Lungenröntgen bzw. eine Lungenfunktionsprobe von Bedeutung.) Dann veranlaßt er oder der entsprechende Facharzt die Zuweisung in ein Krankenhaus. Dort wird man zunächst vom zuständigen Ambulanzarzt erneut untersucht, um festzustellen, ob alle erforderlichen Befunde erhoben worden sind. Danach erhält man den Operationstermin und eine meist schon schriftlich abgefaßte Unterweisung, was am Aufnahmetag zu geschehen hat.

In der Zwischenzeit nagt bereits die Unsicherheit: „Was werden die dort mit mir machen? Wie werde ich dort untergebracht sein? Wie wird es mir nachher gehen? Wird sich mein Leben nach der Operation verändern?"

Viele Abteilungen sind bereits dazu übergegangen, dem Patienten ein Merkblatt über ihre Operation von der Ambulanz aus mitzugeben. Wenn Sie sich dieses durchlesen und Ihnen manches unverständlich erscheint, so zögern Sie nicht, diese Ambulanz noch einmal aufzusuchen und sich diese Zeilen oder Begriffe genau erklären zu lassen.

Der Arzt ist verpflichtet dazu, Sie über alle Maßnahmen, die bei Ihnen erforderlich sind, genauestens aufzuklären, und eine solche Vorbereitung erspart ihm und Ihnen Unannehmlichkeiten und Streitigkeiten im Nachhinein.

Schon 1963 prägte ein Heidelberger Chirurg den Satz:

Vor die Operation haben die Götter – und nach ihnen die Juristen – die Einwilligung und vor die Einwilligung die Aufklärung gesetzt!

Rechtlich gesehen ist nämlich jede Heilbehandlung ein Eingriff in Ihre Integrität, eigentlich eine Körperverletzung. Sie ist nur dann zulässig, wenn Sie Ihr volles Einverständnis erklärt haben. Für den Rechtsgelehrten handelt es sich um einen abgeschlossenen Vertrag, der wie jeder Vertrag nur dann Gültigkeit besitzen kann, wenn beide Vertragspartner zugestimmt haben.

Der Behandlungsvertrag, den Sie mit dem Rechtsträger des Krankenhauses abschließen, garantiert Ihnen, daß Sie nur nach allgemein anerkannten Methoden der Schulmedizin behandelt werden. Im Zweifelsfalle entscheidet der oberste Sanitätsrat, welche Behandlungsformen dazu zählen.

Der Vertrag beinhaltet jedoch *keine Erfolgsgarantie,* wie Sie diese von einem Elektriker oder Installateur erwarten können. Wenn Sie sich eine Heizung installieren lassen, so können Sie verlangen, daß diese auch ihre Wohnung heizt. Da in der Medizin das Auftreten von Komplikationen trotz aller gebotenen Vorsichtsmaßnahmen nicht ausgeschlossen ist, kann hier keine hundertprozentige Garantie abgegeben werden, daß nachher wieder alles einwandfrei funktioniert. Das ist auch der Grund, warum Sie mit ihrem behandelnden Arzt alle Möglichkeiten und auch die Häufigkeit von Komplikationen besprechen müssen. Nur so kann von seiten des Gesetzgebers aus der Behandlungvertrag Gültigkeit erlangen.

In manchen Gebieten der Heilkunde ist es jedoch nicht möglich, über die Größe des Eingriffs bei der Terminvergabe zu sprechen und ein endgültiges Urteil über die Art des Verfahrens abzugeben.

Trotzdem sollten Sie über die wesentlichsten Dinge, die Sie erwarten, Auskunft erhalten können. Zögern Sie daher nicht zu fragen, lassen

Sie sich nicht von ungewissen Ängsten quälen. Ärzte sind dazu ausgebildet, Ihren Zustand zu verbessern und nicht, ihn zu verschlechtern. Man will Ihnen im Krankenhaus helfen, wieder fit und lebensfroh zu werden und hat nicht die Absicht, Ihren Körper zu irgendeinem ungewissen Versuch einer noch nicht erforschten Methode auszuprobieren.

So muß ich Sie also entschieden dazu auffordern: Fragen Sie, fragen Sie und fragen Sie nocheinmal. Sie sollen Bescheid wissen, über das, was mit Ihnen geschehen soll. Wissen nimmt Angst und Sorgen. Wir Ärzte sind ebenso daran interessiert, daß Sie in einem guten psychischen Zustand ins Krankenhaus kommen. Die Stimmung, mit der Sie zur Operation kommen, ist nicht unbedeutend für Ihren Heilerfolg! Ruhe, Sicherheitsgefühl und Vertrauen in Ihre Ärzte spielen eine entscheidende Rolle für Ihren Krankheitsverlauf.

Gehen Sie auch ruhig einmal durch die Station, in der Sie dann aufgenommen werden sollen. Sehen Sie sich um: Wo sind Bad und Toiletten, gibt es einen Aufenthaltsraum mit Fernseher, oder sind sogar schon in den Krankenzimmern Fernseher und Radio installiert. Welchen Eindruck macht die Station insgesamt auf Sie?

Wenn Ihnen die Räumlichkeiten am Tage Ihrer Aufnahme nämlich schon ein bißchen vertraut vorkommen, verliert die ganze Situation deutlich an Schrecken.

Eine wichtige Frage, wenn Sie eine geplante Operation haben, ist auch noch die Sache mit der *Eigenblutspende* (Abb. 1). Bei manchen orthopädischen, gynäkologischen, gefäßchirurgischen oder plastischen Operationen ist die Gabe von Blutkonserven in aller Regel erforderlich. In diesem Fall ist es möglich, daß Sie einige Wochen vor dem Eingriff Ihr eigenes Blut wie eine Konserve für das Rote Kreuz spenden. Diese Eigenblutkonserven sind bis zu 6 Wochen haltbar, sodaß Sie dann während der Operation nur Ihr eigenes Blut, das Sie für sich selbst gespendet haben, zurückbekommen, wenn ein Blutverlust auftritt. Dies ist die sicherste Methode der Transfusion.

Fremdblut wird zwar heute unter Einhaltung von extrem hohen Standards hergestellt, einige Gefahren sind trotzdem nicht ganz vermeidbar: Beispielsweise sei eine Abstoßungsreaktion mit Schüttelfrost und Fieber erwähnt oder die Unterdrückung des eigenen Infektabwehrsystems durch die fremden Blutkörperchen. Das Risiko, mit einer Fremdblutkonserve eine Infektion zu bekommen ist zwar verschwindend klein geworden, eine gute Organisation mit Eigenblut schließt es jedoch völlig aus.

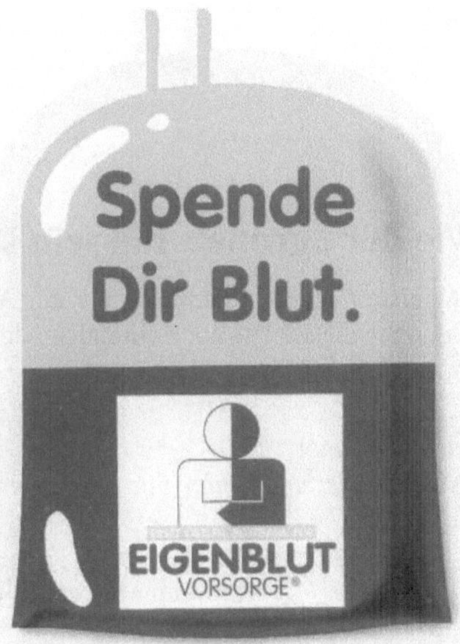

Abb. 1

Zunächst werden Sie in einer „Spendertauglichkeits-Ambulanz" von einem Facharzt für Transfusionsmedizin genauestens untersucht, damit sichergestellt wird, daß Sie für die Eigenblutspende geeignet sind. Ihr Blut wird dann in der Blutbank für Eigenblutvorsorge unter fachärztlicher Kontrolle abgenommen und die roten Blutkörperchen vom Plasma getrennt. Danach werden die beiden Produkte auf solche Weise präpariert, daß sie bis zum Operationstermin haltbar sind.

Am vereinbarten Operationstag wird das Eigenblut von der Blutbank in das entsprechende Spital zugestellt. Die Verrechnung erfolgt direkt mit dem Spital, ebenso wie bei Fremdblutkonserven, sodaß Ihnen als Patient dadurch keine Kosten erwachsen.

Blut ist eben ein besonderer Saft und nur eigenes paßt hundertprozentig. Wenn Sie sich einer Operation unterziehen müssen, dann fragen Sie Ihren Operateur, wie sich die Möglichkeiten in Ihrem Krankenhaus gestalten lassen. Oder erkundigen Sie sich direkt in der Blutbank für Eigenblutvorsorge.

II. Wie der „große" Tag sein soll

Chequeliste für's Klinikköfferchen (damit Sie vor der Aufnahme nicht suchen müssen, finden Sie diese Liste noch einmal auf der letzten Seite):

- Einweisungsschein
- Lichtbildausweis
- Sozialversicherungsnummer
- *Blutgruppenausweis (Lassen Sie ihn bitte nicht mit dem Führerschein zu Hause!)*
- Allergiepaß
- Marcoumarpaß ⟩ wenn Sie etwas davon besitzen
- Schrittmacherpaß
- *Blutbefunde, Röntgenbilder oder Lungenfunktionstestbefunde*
- Liste der Medikamente, die Sie bis jetzt eingenommen haben inkl. Dosierungsangabe
- Waschzeug
- Pflegemittel für Zahnprothese oder Kontaktlinsen
- Schlafanzug und Morgenmantel oder Hausanzug
- Hausschuhe
- Geld für die Tageszeitung (größere Beträge und Schmuck sollten Sie allerdings sicherheitshalber zu Hause lassen)
- Lektüre und Brille
- Walkman mit Kopfhörern.

Der Koffer ist gepackt, das Taxi wartet. Ein bißchen erinnert die Szenerie schon an die Fahrt zur Guillotine, aber durch die entsprechende Vorbereitung gelingt es dem Hirn, die Oberhand zu erlangen. Die Überzeugung, daß alles gut gehen wird, läßt Sie die Ängste unter Kontrolle bringen. Schon bei der Terminvergabe sind Sie über die notwendigen Aufnahmeformalitäten infomiert worden, sodaß Sie jetzt alle Unterlagen bei der Hand haben. Wenn Sie sich bei Ihrem ersten Spaziergang durch die Station auch die Aufnahmekanzlei angesehen haben, entfällt jetzt ein weiterer Streßfaktor, nämlich die Suche nach dem richtigen Weg.

Da Sie in der Regel nüchtern kommen müssen, das heißt, daß die letzte Nahrungs- und Flüssigkeitsaufnahme mindestens 6 Stunden zurückliegen soll und Sie auch auf die morgendliche Zigarette verzichtet haben, macht sich ohnedies schon ein recht flaues Gefühl im Magen breit. Nicht in allen Fällen ist jedoch Nüchternheit erforderlich – zum Beispiel wenn Sie sowieso nicht am gleichen Tag operiert werden und auch keine Blutabnahme nötig ist – sodaß Sie auch darüber Bescheid wissen sollten, damit Sie nicht unnötig Ihren Magen auch noch mit Hungergefühlen quälen.

Lassen Sie sich jetzt nicht von der Schlange von Patienten, die vor Ihnen warten, noch zusätzlich aus der Ruhe bringen. Die Stationsschwester weiß, was in der Früh in der Aufnahmekanzlei los ist und erwartet Sie nicht zu einem bestimmten Termin.

Verkürzen Sie sich die unvermeidliche Wartezeit mit der mitgebrachten Lektüre und lehnen Sie sich entspannt zurück. Sie kommen bestimmt d'ran und müssen nicht nervös sein. Sie können nicht zu spät kommen!

Wenn Sie zu guter Letzt mit all Ihren Formularen in der Station eintreffen, wird Sie eine Schwester zu einem Aufnahmegespräch bitten und nach allen im Laufe des Aufenthaltes relevanten Details fragen. Sie will herausfinden, für welche Situationen im Tagesablauf Sie Hilfe benötigen, welche Diät Sie brauchen und ob alle für die Operation erforderlichen Befunde vorhanden sind. Wenn Sie irgendeine besondere Gewohnheit haben, auf die Sie im Krankenhaus nicht verzichten wollen, so sagen Sie dies gleich bei diesem Erstgespräch. Man wird versuchen, nach Maßgabe der Möglichkeiten auf Ihren Wunsch einzugehen. (Wenn Sie zum Beispiel manche Dinge nicht essen mögen oder können oder Sie sich wohler fühlen, wenn Sie nahe bei Fenster oder Türe schlafen.)

Die Schwester muß Sie aber auch mit den einzuhaltenden Stationsvorschriften vertraut machen, um das Tagesprogramm an der Station (Visiten, Verbandswechsel) so reibungslos wie möglich zu gestalten.

III. ... oder aber auch ganz anders: Die Akutaufnahme

Sie haben es sich ja schon in der Früh gedacht: Dieser Tag kann nur eine Katastrophe werden. Zuerst haben Sie sich die heiße Kaffeekanne d'rübergeschüttet, dann sind Sie an der roten Ampel dem Vordermann aufgefahren und jetzt auch noch diese heftigen Schmerzen im Unterbauch. Eigentlich können Sie kaum mehr an Ihrem Schreibtisch sitzen, aber es gibt da ja solche Unmengen an Arbeit. Wie sollen Sie dem Chef klarmachen, daß Sie jetzt nicht mehr können. Die Entscheidung wird Ihnen kurz darauf abgenommen: Ein Schwindel überfällt Sie, plötzlich wird alles schwarz vor den Augen. Als Sie wieder aufwachen, beugt sich der Notarzt über Sie: „Wir müssen Sie sofort ins Krankenhaus bringen!"

Selbst der gesündeste Mensch wird von so einer überfallsartigen Mitteilung schockiert. Nicht im medizinischen Sinn schockiert, nein, im herkömmlichen Sinn, will sagen: entsetzt, von Panik befallen. Es ist nur mehr schwer möglich, einen klaren Gedanken zu fassen. Wild stürmen die Ideen durch den Kopf. Wie soll man so schnell den Haushalt organisieren, was sagt der Arbeitgeber, überhaupt man hat ja gar nichts mit! Es ist nicht möglich, daß man so mir nichts dir nichts ganz einfach ins Krankenhaus gebracht wird. Außerdem warum überhaupt? Was soll dort mit mir geschehen?

Leider ist es dem Arzt im Krankenhaus in einer solchen Situation meist nur schwer möglich, auf die massive Beeinträchtigung der seelischen Lage eines Patienten einzugehen. Er ist damit beschäftigt, die richtige Diagnose zu stellen und die lebensnotwendigen therapeutischen Schritte zu setzten: „Wie ich sehe, ist Ihr Blinddarm schon operiert worden. Wann war die letzte Regel?" Die ist schon überfällig. Eine Ultraschalluntersuchung und ein Harnbefund sichern die Diagnose rasch: Eileiterschwangerschaft. Der Operationssaal ist in Windeseile einsatzbereit. Bevor es zu einer lebensbedrohlichen Blutung in die Bauchhöhle kommt, muß die Patientin operiert werden.

In solchen Fällen ist auch der Narkosearzt zu raschestem Handeln gezwungen. Oberflächlich kann man sich über Vorerkrankungen, Medikamenteneinnahme und Allergien erkundigen und die letzte Nahrungsaufnahme erfragen. Warum diese Frage von essentieller Bedeutung für den Anästhesisten ist, lesen Sie ausführlich im folgenden Kapitel. Dann leitet er unter Einhaltung von strengen Sicherheitsmaßnahmen die Narkose ein.

Noch ein bißchen schlimmer wird es Ihnen ergehen, wenn Sie gar ein Unfallopfer geworden sind. Wenn Sie bei Bewußtsein sind, werden Sie das rasche Agieren von unzählig vielen Händen im Schockraum miterleben (s. Abb. 2). Alle sind konzentriert damit beschäftigt, Ihre unabdinglichen Lebensfunktionen – nämlich Atmung und Kreislauf – zu überwachen und rasch herauszufinden, wo Sie überall verletzt sind. Wenig Möglichkeit wird sich in dieser Situation bieten, auf Ihr Seelenleben einzugehen. Dabei sind Sie gerade in einer solchen Lage schockierter als schon oben beschrieben. Oft sind einem Verletzten die Schmerzen gar nicht mehr so sehr bewußt, weil ihn der Schrecken über

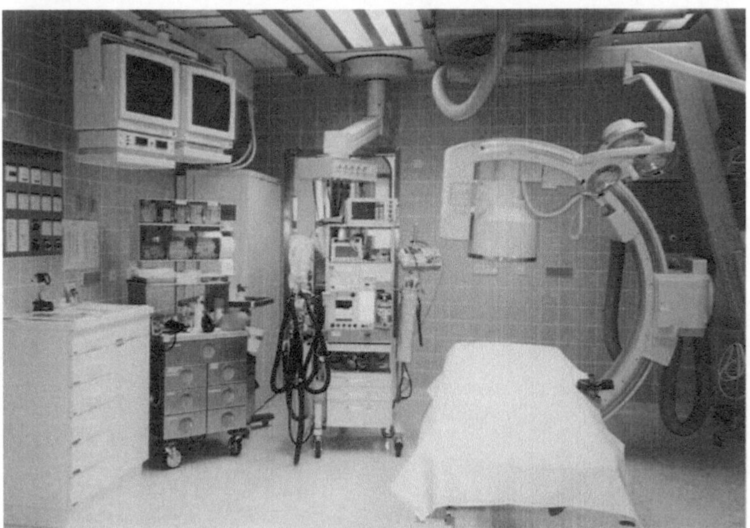

Abb. 2. Der Schockraum (von rechts nach links): Über dem Bett befindet sich ein Röntgenapparat, mit dem alle Bilder von Kopf bis Fuß angefertigt werden können. Narkosegerät mit allen Überwachungsmonitoren. Medikamentenwagen mit Beatmungsbeutel. Links oben: Röntgenbildschirme

die erlittene Körperverletzung arg mitnimmt. Nehmen Sie es aber bitte den Sie betreuenden Ärzten und Pflegepersonen nicht übel, wenn Sie nicht so, wie man es normalerweise tun würde, getröstet und beruhigt werden.

Ihr Verletzungsmuster herauszufinden ist nun mal für Sie lebenswichtig, und deshalb konzentrieren sich alle nur darauf. Dies nimmt die ganze Aufmerksamkeit in Anspruch.

Der hochtechnisierte Schockraum tut nun ein weiteres, um Sie zu erschrecken. Alle die Apparate, die Sie von allen Seiten und auch von oben umgeben und meist auch noch unangenehme Geräusche und Alarmtöne erklingen lassen, versetzen Sie oft beinahe in die Welt von Raumschiff Enterprise. Seien Sie jedoch versichert, daß alles so eingerichtet ist, daß es Ihrer Versorgung am besten dienlich ist.

Wenn alle Verletzungen vom Unfallchirurgen abgeklärt sind und feststeht, daß eine Operation zur Behebung Ihres gesundheitlichen Schadens erforderlich ist, wird Sie der Narkosearzt nach Sicherstellung der notwendigen Blutkonserven einschlafen lassen und Sie während der gesamten Operation engmaschigst überwachen.

IV. Doch nun zurück zur Routineoperation – Die häufigsten Verfahren zur Schmerzausschaltung

Je nach den Gegebenheiten in Ihrem Krankenhaus werden Sie vor der Operation Gelegenheit haben, mit einem Narkosearzt zu sprechen. Oft wird es nicht genau derjenige sein, der Sie am nächsten Tag betreuen wird, man wird jedoch mit Ihnen gemeinsam das entsprechende Anästhesieverfahren besprechen – genau wie auch das Operationsverfahren –, das für Sie am besten geeignet ist. Zur Auswahl stehen einerseits die Vollnarkose und andererseits sogenannte „Regionalanästhesien", Verfahren, bei denen durch ein lokal angewendetes Betäubungsmittel nur eine bestimmte Region Ihres Körpers schmerzunempfindlich gemacht wird, sodaß die Operation ermöglicht wird.

Außerdem will der Anästhesist in diesem Vorbereitungsgespräch noch einmal alle Details, die für die Narkose von Bedeutung sein könnten, mit Ihnen durchbesprechen. Wahrscheinlich werden Sie schon vorher einen Fragebogen erhalten haben, an Hand dessen das Gespräch geführt wird. Alles, was Sie an Vorerkrankungen anführen können, an früheren Operationen oder Problemen bei früheren Krankenhausaufenthalten, kann für die jetzige Behandlung wichtig sein. Dies ist auch eine der wenigen Gelegenheiten, mit Ihrem Narkosearzt alle Ihre Ängste und Sorgen durchzugehen. Bitte sprechen Sie darüber, wenn Sie schon seit Tagen vor Angst, aus der Narkose nicht mehr aufzuwachen, nicht mehr geschlafen haben. Sagen Sie es ruhig, wenn in Ihrer Familie oder in Ihrem Freundeskreis eine Komplikation aufgetreten ist, vor der Sie nun in Panik sind. Nur, wenn Sie von Ihren Nöten berichten, kann der Anästhesist darauf eingehen und Ihnen durch Erklärungen Sicherheit geben und Sie beruhigen.

1. Die Vollnarkose

Die Vollnarkose ist ein schlafähnlicher Zustand, in dem keine von den verschiedenen Sinnesorganen aufgenommenen Reize vom Gehirn wahrgenommen werden. Während einer Narkose können Sie nichts sehen, nichts riechen und auch sonst nichts fühlen. In früheren Jahren war eine Kombination von Narkosemittel gebräuchlich, bei der es manchmal möglich war, daß Patienten etwas hörten, ohne jedoch dabei Schmerzen zu empfinden, doch dieses Narkoseverfahren wird heute nicht mehr verwendet. Es sind also alle Empfindungen ausgeschaltet. Wie läuft nun so eine Vollnarkose ab:

In manchen Spitälern ist es üblich, daß Sie am Vorabend vor der Operation ein Magenschutzpräparat bekommen. Dieses Mittel soll bewirken, daß der Streß, in dem Sie sich trotz bester Vorbereitung befinden, nicht zu einer Übersäuerung des Magens führt und Ihnen Schmerzen verursacht.

In Abhängigkeit von Ihrem Zustand wird Ihnen der Anästhesist bei der Vorbereitungsvisite am Nachmittag ein Schlafmittel verordnen. Auch wenn Sie zu Hause noch nie eine Tablette geschluckt haben, sollten Sie sich in diesem Falle nicht dagegen wehren. Bedenken Sie bitte: Sie liegen in einem ungewohnten Bett – wahrscheinlich ist es nicht

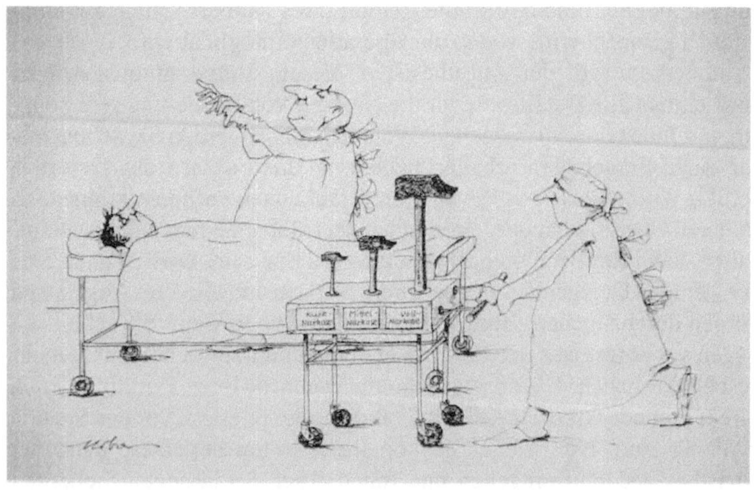

Abb. 3

annähernd so bequem wie Ihres zu Hause –, der Nachbar schnarcht und die Nachtschwester kommt stündlich in Ihr Zimmer, um zu kontrollieren, ob alles in Ordnung ist. Außerdem wird Sie ein Alarm am Gang stören oder jemand die angrenzende Zimmertüre so laut zumachen, daß Sie aus Ihrem seichten Schlaf erneut herausgerissen werden. Eine Schlaftablette ermöglicht Ihnen in dieser Lage, alle Störfaktoren zu eliminieren, indem sie für tiefen Schlaf sorgt.

Wenn Sie am Morgen erwachen, werden Sie sich gut ausgerastet und wohl fühlen. Sie können Ihre Morgentoilette erledigen, auf das Auftragen von Make-up sollten Sie jedoch verzichten. Wenn Sie Kontaktlinsenträger sind, vergessen Sie bitte nicht, diese nicht mehr in die Augen zu geben. Auch auf Ihre Zahnprothese müssen Sie verzichten. Sie brauchen deswegen aber keine Schamgefühle zu haben! Medizinisches Personal weiß um die Problematik Bescheid und ist daran gewöhnt, Patienten zu betreuen, die keine Zähne im Mund haben.

Ebenso müssen Sie nun Nagellack entfernen und Schmuck ablegen. Nagellack verhindert, daß die Überwachungsgeräte, die feststellen, ob während der Narkose genug Sauerstoff in Ihrem Blut vorhanden ist, ordentlich messen können. Diese Geräte arbeiten mit einem Infrarotsender, der die Farbe der Sauerstoffträger in Ihrem Nagelbett bestimmt. Logischerweise kann es beim Auftragen von bestimmten Lacken zu Fehlmessungen kommen.

Schmuck ist deswegen gefährlich, weil während der Operation mittels Strom kleine Blutungen gestillt werden und es dabei zu Verbrennungen kommen kann, wenn Sie Metall auf der Haut haben. Die Gefahr ist allerdings heutzutage durch leistungsfähige Erdungskabel minimiert.

Wenn Sie nun frisch geduscht im Operationsgewand im Bett liegen, erhalten Sie die weitere Anästhesievorbereitung. Die meisten Häuser bervorzugen Tabletten, mancherorts ist eine Injektion in den Gesäßmuskel oder eine Infusion eines Medikamentes von Vorteil.

Aber jetzt ist der große Augenblick gekommen: Der Operationsgehilfe holt Sie ab und bringt Sie in den Operationssaal. Dort werden Sie in einem Vorbereitungsraum auf den eigentlichen Operationstisch gelagert. Der ist zwar insgesamt nicht sehr bequem, trotzdem sollten Sie sich jedoch gleich rühren, wenn Sie irgendwo einen Druck empfinden oder schlecht liegen.

Wenn Sie Zeit haben, sich umzusehen, werden Ihnen die vielen Geräte und Lampen vielleicht Angst machen. Es kann sein, daß Sie sich wie in einem Science-fiction-Film fühlen.

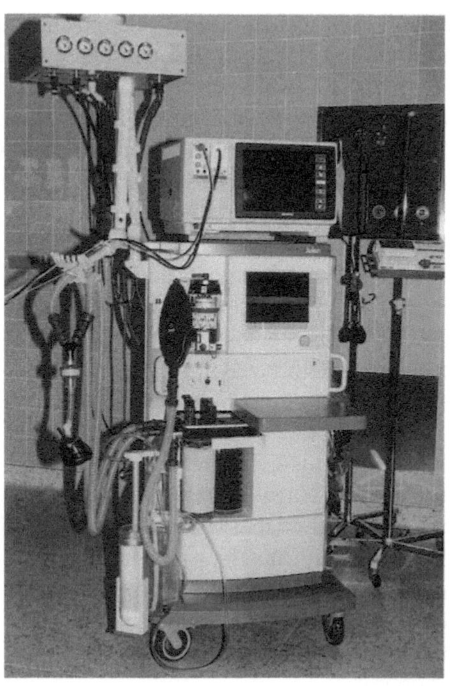

Abb. 4. Modernes Narkosegerät (von oben nach unten): Gasanschlüsse aus zentraler Gasversorgungsanlage + Vakuum + Druckluft. EKG-Gerät + Blutdruckmessung. Narkosegasverdampfer. CO_2-Absorber. Rechts: Medikamentenpumpe. Links: Ein- und Ausatemschläuche, die zum Patienten führen

In der angeschnallten Position, in der Sie sich befinden, ist das sicher kein angenehmes Gefühl. Leider konnte das Ambiente des Operationssaales nicht nach Kriterien der Patientenfreundlichkeit ausgewählt werden, sondern mußte nach den neuesten Maßstäben der Technik gestaltet werden, und die wirken nun mal für den Laien sicher furchterregend (s. Abb. 4).

Immer öfter gestalten aus diesem Grund einzelne Abteilungen einen Tag der offenen Tür, an dem vielleicht auch der eine oder andere Operationssaal der Öffentlichkeit präsentiert wird. Nützen Sie so eine Gelegenheit, wenn sie sich bietet. Durch Kenntnis der Umgebung wird wieder ein kleines bißchen an Streß abgebaut.

Erschrecken Sie also bitte nicht, wenn Sie nun wie ein Häftling an den Operationstisch geschnallt und mit allen möglichen Kabeln verbunden werden.

Die Fixierung muß verhindern, daß sich während der Operation ein Körperteil aus seiner normalen Lage löst und durch Druck Schaden entsteht. Die Kabel, mit denen Sie verbunden werden, führen zu den Überwachungsgeräten: Herztätigkeit (EKG), Blutdruck und Sauerstoffgehalt im Blut (Fingersensor) werden während einer Operation kontinuierlich gemessen und aufgezeichnet. Der Anästhesist ist dazu ausgebildet, bei minimalsten Abweichungen von Ihrem normalen Ausgangswert zu reagieren und die Aufrechterhaltung aller lebensnotwendigen Funktionen (Herz- und Lungenfunktion) sicherzustellen.

Moderne Überwachungsgeräte helfen ihm, diese Aufgabe hundertprozentig erfüllen zu können.

Wenn Sie nicht bereits an der Station eine Infusion erhalten haben, so bekommen Sie spätestens jetzt ein kleines Plastikröhrchen (Venflon) in eine Vene am Arm gesetzt, durch das Sie dann Flüssigkeiten und Narkosemittel gespritzt bekommen können.

Bei großen Operationen ist es manchmal sogar nötig, den Druck direkt in Ihrem Herzen zu messen, sodaß Sie einen zusätzlichen Katheter (Plastikschläuchlein) von einer großen Vene, die man am Hals oder unter dem Schlüsselbein findet, bis zum Herzen vorgeschoben bekommen (s. Abb. 5a, b). Der Fachausdruck dafür lautet „Cava-Katheter".

In besonderen Fällen genügt es nicht, den Blutdruck mittels der Manschette zu messen.

Deshalb muß ein ebenso dünnes Schläuchlein wie der oben erwähnte Venflon in eine Schlagader (Arterie) am Handgelenk gelegt werden. Herzschlag für Herzschlag wird auf diese Weise aufgezeichnet.

Wenn nun alles bereit ist, so erhalten Sie zunächst ein Schlafmittel, das innerhalb von wenigen Sekunden wirkt. Danach kann es notwendig sein, daß für die Eröffnung des Bauchraumes alle Ihre Muskeln entspannt werden. (Die verabreichten Medikamente nennt man Muskelrelaxantien.) In einem solchen Zustand erschlafft jedoch auch Ihre Atemmuskulatur, und Sie müssen „künstlich", das heißt von einer Maschine (Respirator), beatmet werden.

Um Sie an diese Maschine anschließen zu können, muß der Anästhesist ein etwa kleinfingerdickes Plastikröhrchen („Tubus" im Fachjargon) in Ihre Luftröhre schieben, über das dann die künstliche Beatmung erfolgen kann. Er verwendet dazu einen Handgriff, mit dem er die

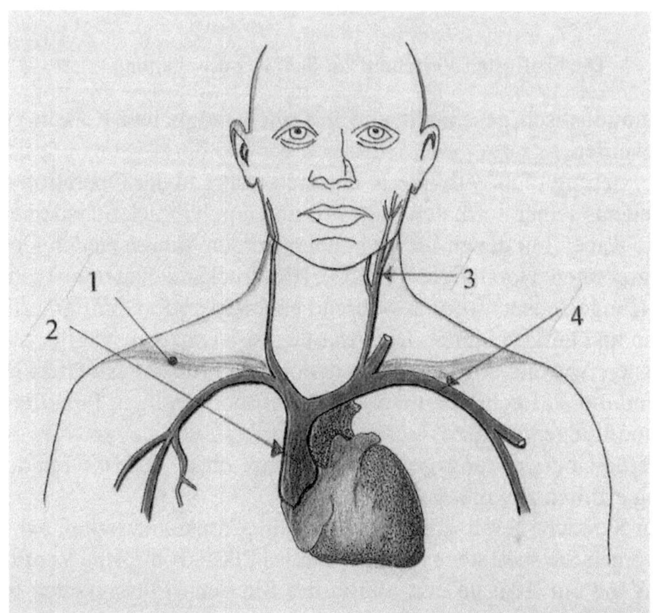

a

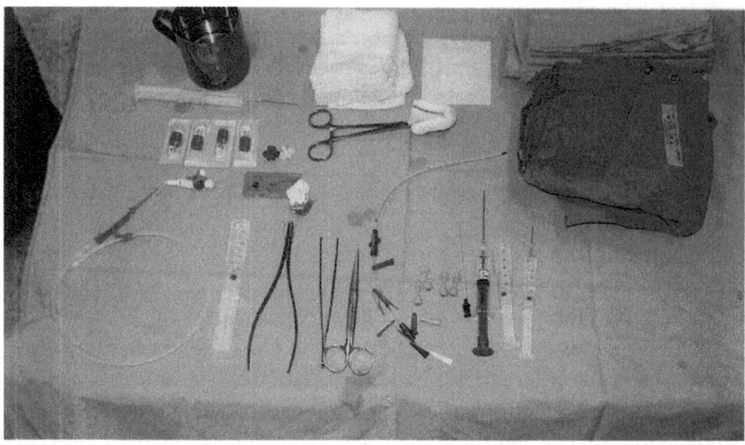

b

Abb. 5. a Skizze des Venensystems: *1* Schlüsselbein, *2* Zusammenfluß der großen Venen von Hals/Kopf zur oberen Hohlvene: Vena cava superior mit Mündung im Herz, *3, 4* mögliche Punktionsstellen am Hals und unter dem Schlüsselbein **b** Katheter und Einführungsbesteck, das zum Setzen benötigt wird: Nach örtlicher Betäubung der Einstichstelle wird die Vene mit einer Nadel aufgesucht, sodann durch diese Nadel ein Draht bis zum Herzen vorgeschoben und der Katheter über den Draht gefädelt. Der Draht wird dann entfernt, der Katheter angenäht

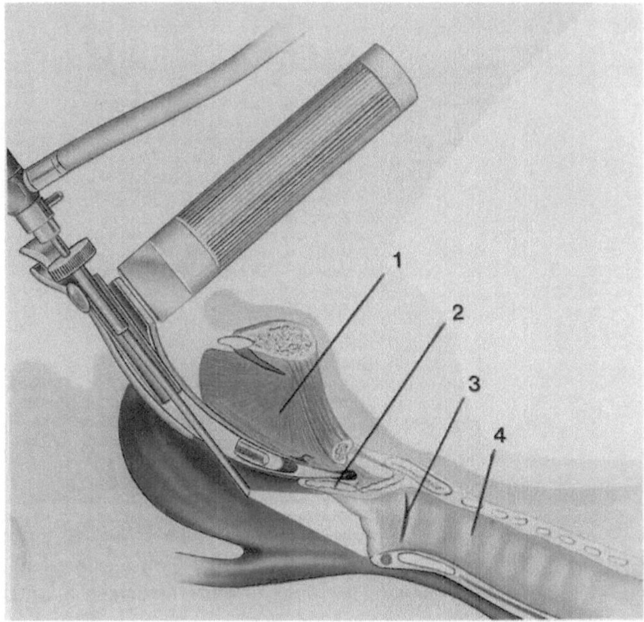

Abb. 6. *1* Zunge, *2* Kehldeckel, *3* Stimmritze, *4* Luftröhre

Zunge beiseite schieben und Licht auf den Kehlkopf werfen kann (Abb. 6). Danach sieht er die Stimmritze und kann sein Schläuchlein in die Luftröhre stecken (s. Abb. 7, 8).

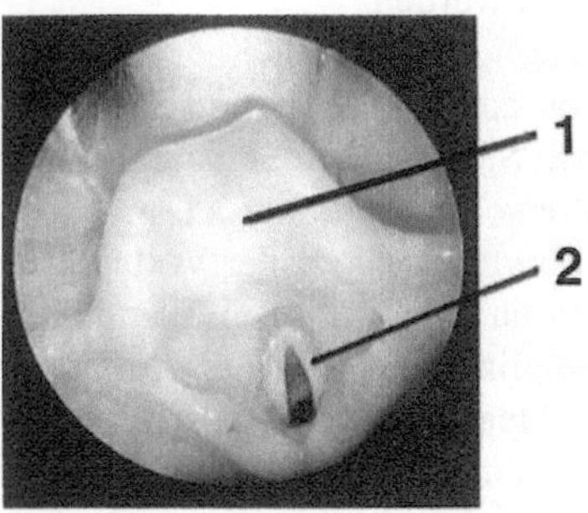

Abb. 7. *1* Kehldeckel, *2* Stimmbänder, dazwischen Stimmritze

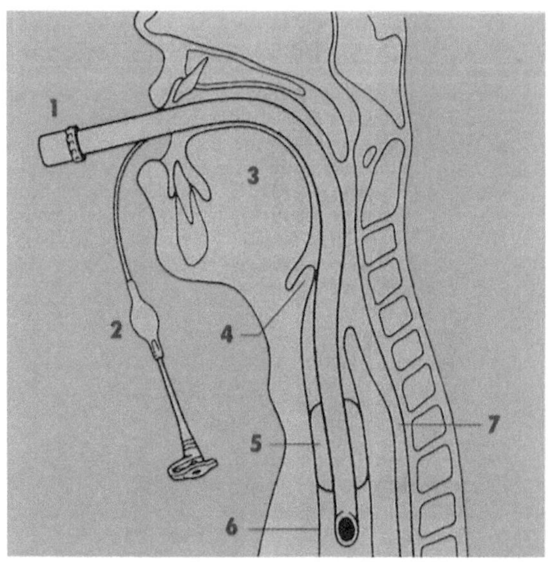

Abb. 8. *1* Tubus, *2* Verbindung zum Ballon (*5*), der die Luftröhre abdichtet, *3* Zunge, *4* Kehldeckel, *5* Ballon, der die Luftröhre abdichtet, *6* Luftröhre, *7* Speiseröhre

Zur Beatmung wird ein Gasgemisch aus Sauerstoff und Luft oder Sauerstoff und „Lachgas" verwendet, eine Stickstoffverbindung, die eine starke schmerzlindernde Wirkung entfaltet. Außerdem kommen noch andere hypnotisch wirksame (das heißt schlaferzeugende) Narkosegase zur Anwendung.

Auch Schmerzmittel müssen noch zusätzlich in Abhängigkeit von Ihrer Operation injiziert werden.

Alle diese Medikamente haben eine entsprechende Wirkdauer. Solange die Operation dauert, bekommen Sie soviel an Mitteln zugeführt, wie nötig ist, um Sie in tiefem Schlafzustand zu halten.

Ich will Sie nicht erschrecken, aber ich möchte doch einige Worte über die möglichen *Komplikationen* der Vollnarkose verlieren.

Die häufigste, aber auch harmloseste Komplikation – eigentlich ist es nicht wirklich komplizierend – ist das Auftreten von Übelkeit und Erbrechen nach der Operation. Es ist von verschiedenen Faktoren abhängig, ob es dazu kommt oder nicht. Sehr wichtig ist zunächst die Wahl des *Narkosemittels.* Es gibt Medikamente, bei denen es häufiger dazu kommt, und andere, die weniger dazu disponieren. Trotzdem kann

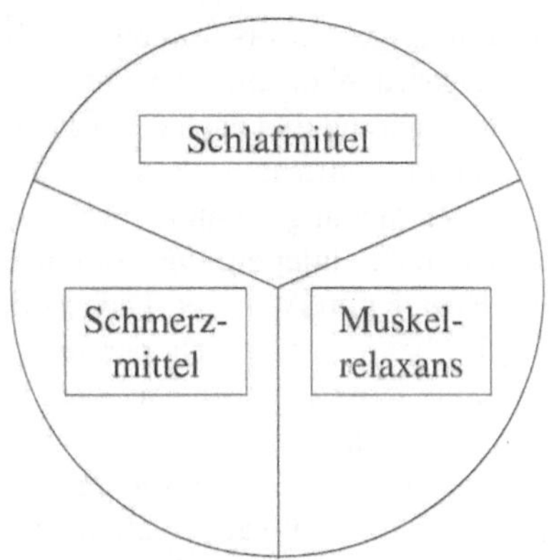

Schema 1. Die Bausteine der Narkose

es sein, daß das beste Narkosemittel für Sie eines ist, bei dem es häufiger zu Übelkeit kommt, das aber für Sie in anderer Hinsicht von Bedeutung ist. In diesem Falle kann man die Übelkeit nachher mit anderen Medikamenten beherrschen.

Auch die *Art des Eingriffs* ist ein entscheidender Einflußfaktor. Bei Operationen im Bauchraum (chirurgische oder gynäkologische) ist die Neigung dazu beträchtlich höher, als beispielsweise bei einer Kniegelenksspiegelung oder einer Operation im Hals-Nasen-Ohrenbereich.

Schließlich ist auch die Konstitution des Patienten von Bedeutung: Übergewichtige leiden öfter darunter als normalgewichtige Leute. Zuletzt gibt es noch Patienten, die auch sonst öfter zu Übelkeit und Brechreiz neigen und die dann in der speziellen Situation viele Arzneimittel benötigen, um die Situation einigermaßen erträglich zu halten.

Und damit auch gleich zur Behandlung: Wenn Sie schon einmal das Problem bei einer vorhergehenden Narkose gehabt haben, dann sagen Sie es bitte schon im Vorbereitungsgespräch Ihrem Narkosearzt. Er wird Ihnen dann eventuell schon vor Beginn der Narkose ein Medikament verordnen, um dieses unangenehme Erlebnis hintanzuhalten.

Ansonsten kann auch ein Medikament zur Narkose verwendet werden, das in sich eine Wirkung gegen Brechreiz entfalten kann. Sollte Übelkeit trotz aller Bemühungen auftreten, so gibt es auch dafür eine breite Auswahl verschiedener Substanzen, die den Brechreiz bekämpfen. Wichtig ist nur, daß Sie darüber die Pflegepersonen informieren und um die Arzneimittel bitten, wenn Sie darunter leiden. Es kann Ihnen sicher geholfen werden.

Nicht annähernd so häufig, aber doch in der heutigen Zeit des noch immer enorm hohen Zigarettenkonsums erwähnenswert, sind Störungen der Lungenfunktion während und nach der Narkose. Wenn das Problem während der Operation auftritt, so kann es der Anästhesist aufgrund der modernen Überwachungstechnik sofort feststellen und eine Reihe von Gegenmaßnahmen einleiten. Oft kommt es allerdings auch nach dem Eingriff zu Husten und Atemnot. Dies ist besonders unangenehm, weil Ihnen z.B. bei einer Bauchoperation das Durchatmen ohnehin wegen der Wunde schwerfällt. In der Folge kann es dazu kommen, daß Teile der Lunge, die nicht gut belüftet werden, durch Schleim verkleben. In diesen Partien kann dann besonders leicht eine Lungenentzündung entstehen. Alte und schwache Patienten sind davon häufig betroffen, doch wie gesagt zählen auch Raucher zu der Hochrisikogruppe.

Wenn es Ihnen gelingt, mindestens zwei Wochen vor Ihrer geplanten Operation keine Zigarette in die Hand zu nehmen, so verbessern Sie Ihre Lebensqualität nach dem Eingriff entscheidend.

Ein vollkommenes Abklingen der Funktionsstörung in der Lunge ist allerdings erst nach 6–8 Wochen zu erwarten. Aber wenn Sie nun schon zwei Wochen nicht mehr geraucht haben, dann könnten Sie es ja vielleicht auch überhaupt bleiben lassen. Ich möchte Ihnen bei dieser Gelegenheit nämlich unbedingt sagen, daß auch an Ihnen die Spuren des Nikotinkonsums nicht vorbeigehen werden. Sie haben es aber selbst in der Hand, ob Ihr nächster Krankenhausaufenthalt vielleicht in der Herzstation wegen eines Herzinfarktes sein wird oder in der Gefäßchirurgie wegen des Raucherbeines, das Sie mit heftigen Schmerzen am Gehen hindert. Auch die neurologische Abteilung könnte Ihr nächstes Ziel im Krankenhaus sein. Dort werden die Patienten mit dem „Schlag'l" behandelt, die nicht mehr sprechen können oder halbseititg gelähmt im Bett liegen.

Bitte denken Sie daran, daß Sie selbst für Ihren Körper sorgen müssen! *Sie sind für ihn verantwortlich.* Sie haben doch auch noch eine Menge Ziele in Ihrem Leben. Wie sollen Sie diese erreichen, wenn Ihr Körper nicht in Form ist, weil Sie ihn Tag für Tag schädigen und ihm die Kräfte rauben, die er benötigt, um seine Aufgaben erfüllen zu können. Wenn Sie Ihre Blumen zu Hause nicht düngen, dürfen Sie sich doch auch nicht wundern, daß sie nicht blühen!

Auch Ihr Körper gedeiht nicht, wenn Sie ihn vergiften, statt ernähren. Vergessen Sie nicht:

Ohne Rauch geht's nicht nur auch, sondern viel besser!

Damit wäre auch gleich die Brücke zu den nächsten Komplikationen geschlagen. Die Herzkranzgefäße sind am häufigsten durch Rauchen in Mitleidenschaft gezogen. Dadurch kommt es nicht nur im normalen Leben, sondern auch während der Narkose zu sogenannter „Angina pectoris". Das bedeutet Engegefühl in der Brust und entsteht dann, wenn der Herzmuskel durch Verengung der Herzkranzgefäße nicht mehr ausreichend mit Sauerstoff versorgt wird. Sie können sich das so ähnlich wie bei einem Muskelkater vorstellen, der Ihnen Schmerzen bereitet, wenn der Muskel nicht gut genug durchblutet war für die Leistung, die Sie ihm abverlangt haben. Leider ist die Lage beim Herzmuskel viel dramatischer. Da seine Leistung die Blutversorgung des gesamten Organismus darstellt, bricht diese zusammen, wenn der Herzmuskel seine Pflicht nicht ausreichend erfüllen kann. Häufig kommt es zu unregelmäßigem Schlag des Herzens („Rhythmusstörungen"), im schlimmsten Fall zu Herzstillstand. Der Narkosearzt kann diese Störungen durch die Herzüberwachung zwar feststellen, das Ausmaß einer Durchblutungsstörung jedoch ist nur in ganz seltenen Fällen, bei denen ein dauerndes Herzecho (Ultraschalluntersuchung über eine Sonde, die in der Speiseröhre liegt) angewendet wird, abschätzbar. Nun kann der Anästhesist, auch wenn er die Durchblutungsstörung im Herzen festgestellt hat, diese manchmal nicht hundertprozentig durch Medikamente in den Griff bekommen. Ein Herzinfarkt kann daraus resultieren. Dies ist allerdings heutzutage bereits eine äußerst seltene Komplikation.

Auch schwere allergische Reaktionen und die sogenannte „maligne Hyperthermie" (Unverträglichkeitsreaktion mit hochgradigem Temperaturanstieg und Herzversagen) sind extrem selten und seien nur der Vollständigkeit halber erwähnt.

Wenn Ihr Magen nicht leer ist, weil Sie innerhalb der letzten 6 Stunden etwas gegessen haben oder wegen einer Erkrankung eine Entleerungsstörung des Magen-Darmtraktes vorliegt, kann sich noch eine Komplikation ereignen, die gravierende Folgen haben kann. Bei Beginn und Ende der Narkose kann es dazu kommen, daß der Mageninhalt, der mit Magensäure angereichert ist, in die Lunge gerät. Das kann eine schwere Lungenentzündung mit unter Umständen sogar tödlichem Ausgang nach sich ziehen. Aus diesem Grund ist das Nüchternheitsgebot für den Anästhesisten sehr wichtig (vergleiche auch Kapitel VIII).

Die Aufwachphase

Wenn der Chirurg seine Arbeit fertiggestellt hat, beendet der Narkosearzt die Zufuhr aller Medikamente. Dies führt dazu, daß Sie langsam wieder zu Bewußtsein kommen. In dieser Phase hören Sie manchmal zuerst Umgebungsgespräche, bevor Sie Ihre Augen öffnen können. Eine der ersten Wahrnehmungen kann auch Schmerz sein – Sie sind ja schließlich operiert worden. Sobald Sie wieder klar bei Bewußtsein sind, können Sie sofort ein Schmerzmittel verlangen, wenn Sie nicht ohnedies vom Pflegepersonal des Aufwachraumes, in den Sie in der Regel nach der Operation kommen, befragt werden, ob Sie etwas gegen Schmerzen benötigen.

Das neueste Zauberwort in diesem Zusammenhang heißt PCA – patient controlled analgesia, was soviel bedeutet wie: vom Patienten kontrollierte Analgesie (= Schmerzfreiheit).

Da Sie über diese Möglichkeit unbedingt vor einer Operation informiert werden müssen, will ich darüber einige Zeilen schreiben:

Bei diesem Gerät handelt es sich um eine Pumpe, die ein Schmerzmittel (= Analgetikum) immer dann an Sie abgibt, wenn Sie auf einen Knopf drücken. Also immer, wenn Sie Schmerzen verspüren, drücken Sie ein kleines Knöpfchen und die Pumpe verabreicht Ihnen eine kleine Menge eines Analgetikums. Wenn Ihre Schmerzen stark sind, können Sie öfters drücken, solange bis Ihr Zustand erträglich geworden ist. Würden Sie sich eine Überdosis an Medikamenten zuführen, so wird dies durch einen intelligenten Sperrmechanismus der Pumpe verhindert und führt zu einem Alarmsignal, das dem Personal im Aufwachraum mitteilt: „Nach diesem Patienten muß man schauen, mit ihm ist vielleicht etwas nicht in Ordnung."

Auch wenn Sie noch nicht lange genug gewartet haben, bis das Mittel seine Wirkung gänzlich entfaltet hat, gibt die Pumpe noch keine Dosis frei.

Der Vorteil liegt allerdings in der Tatsache, daß Sie immer, wenn Sie Schmerzen verspüren, rasch Abhilfe schaffen können, ohne daß Nebenwirkungen auftreten oder eine gefährliche Situation nach einer Operation verschleiert wird. Als Nebenwirkung kann Müdigkeit auftreten, die jedoch genauso auftritt, wenn Sie das Mittel gespritzt bekommen.

Das Personal im Aufwachraum ist durch diese Art der Schmerzbekämpfung entlastet und kann sich um Ihre anderen Bedürfnisse kümmern. Wenn es so ein Gerät in Ihrem Krankenhaus gibt, dann sollten Sie vor der Operation damit vertraut gemacht werden, damit Sie auch im gedämpften Zustand nach der Operation gut damit umgehen können.

Aber auch wenn Sie nicht an eine hypermoderne PCA-Pumpe angeschlossen werden können, weiß das Personal des Aufwachraumes und der Station, daß Sie in der Phase kurz nach einem Eingriff einen hohen Bedarf an Schmerzmitteln haben. Normalerweise sind Schmerzen ein wichtiger Indikator für einen regelwidrigen Zustand. Sie zeigen uns an, daß irgendetwas nicht in Ordnung ist. Sie sorgen dafür, daß ein Arzt die Ursache Ihrer Beschwerden herausfindet und behebt. Dann werden auch die Schmerzen vergehen.

Nach einer Operation jedoch sind Schmerzen ein völlig unnotwendiges Übel. Es ist vollkommen klar, daß durchschnittene Haut und Muskulatur weh tun, bis sie wieder zusammengewachsen sind. Daher sind Schmerzen in der Phase nach einer Operation absolut überflüssig, und Sie dürfen ruhig Arzneimittel verlangen, um schmerzfrei zu sein.

Ja sogar im Gegenteil: Schmerzen im Bereich einer Bauch- oder Brustkorboperation führen dazu, daß Sie nicht ordentlich durchatmen können, weil Ihnen die Bewegung des Zwerchfelles und der Atemmuskeln wehtut. Dadurch kann sich Ihre Lungenfunktion verschlechtern, was speziell für ältere Leute durchaus gefährlich werden kann. Lungenentzündungen können die Folge sein. Also mache ich Sie noch einmal darauf aufmerksam, daß Sie Schmerzmittel verlangen dürfen und sollen, wenn sie Ihnen nicht ohnedies schon vom Pflegepersonal angeboten werden. Fürchten Sie sich bitte in dieser Phase nicht vor Nebenwirkungen oder versuchen Sie nicht, den Tapferen zu spielen!

Üblicherweise dauert die Überwachung Ihres Kreislaufes im Aufwachraum noch etwa 90 Minuten an, oder zumindest solange, bis Sie wieder vollkommen munter sind und in der Lage, mit Hilfe der Glocke eine Schwester zu verständigen, wenn Sie sich nicht wohlfühlen oder etwas benötigen. Danach werden Sie wieder auf Ihre Station verlegt.

Sollten Sie einer Operation unterzogen worden sein, die keiner weiteren Spitalsbetreuung mehr bedarf (ambulanter Eingriff), so können Sie einige Stunden später wieder nach Hause gehen. Sorgen Sie bitte in diesem Fall dafür, daß Sie von einer betreuenden Person abgeholt werden. Sie dürfen unter keinen Umständen aktiv am Verkehr teilnehmen! Außerdem wäre es günstig, wenn Sie auch daheim nicht alleine gelassen wären, sondern ein Angehöriger Ihre Betreuung übernehmen könnte.

Wenn Ihr Gesundheitszustand in irgendeiner beunruhigenden Weise

beeinträchtigt wird (Schmerzen, Fieber, anhaltende Übelkeit), so setzen
Sie sich bitte sofort mit dem Krankenhaus in Verbindung.

2. Die Regionalanästhesieverfahren

Unter Regionalanästhesie versteht man generell die Schmerzausschaltung in einem bestimmten Teil des Körpers, nämlich dort, wo die Operation durchgeführt werden soll. Der Unterschied zur Vollnarkose liegt
in der Tatsache, daß der Patient das Bewußtsein nicht verliert, sondern
höchstens zusätzlich eine geringe Menge eines Schlafmittels erhält. Das
bewirkt, daß er seicht vor sich hindöst.

Von den vielen Verfahren, die zur Anwendung gelangen können,
möchte ich Ihnen die häufigsten beschreiben.

Der „Kreuzstich", die Spinalanästhesie

Dies ist die am öftesten gewählte Möglichkeit zur Schmerzausschaltung
ohne Bewußtseinsverlust. In diesem Fall werden nur die Beine bis etwa
in Nabelhöhe gefühllos gemacht.

Die Vorbereitung des Patienten unterscheidet sich in diesem Falle
einmal dadurch, daß er zur Sicherung eines stabilen Kreislaufs kurz
vor der Operation meist eine größere Infusion (1 Liter) erhält. Im Ope-

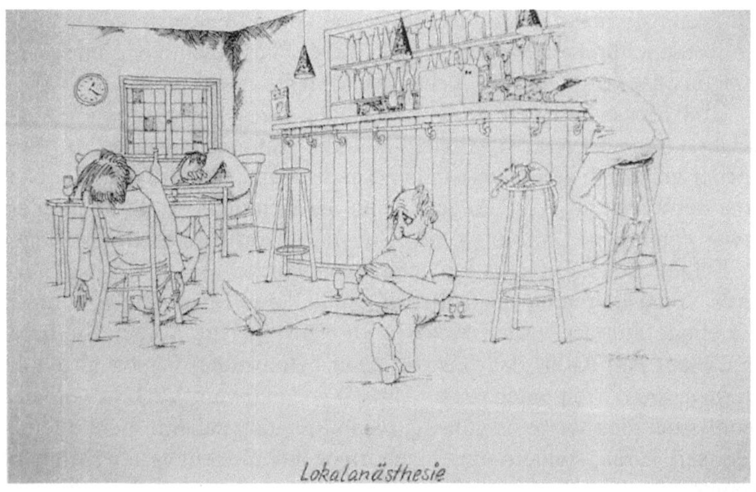

Abb. 9

rationssaal angelangt, wird er dann an dieselben Überwachungsgeräte angeschlossen wie bei der Vollnarkose. Alle Sicherheitsvorkehrungen bleiben gleich.

Danach wird der Patient jedoch wieder aufgesetzt oder in Seitenlage gebracht, um dem Narkosearzt den Zugang zur Lendenwirbelsäule, dem „Kreuz" zu ermöglichen. Eine kleine lokale Betäubung verhindert, daß der Stich als schmerzhaft empfunden wird (s. Abb. 10, 11).

Dann führt der Anästhesist eine hauchdünne Nadel zwischen den Wirbelkörpern bis zu den Nervenwurzeln vor, die in dieser Höhe die letzten Ausläufer des Rückenmarkes darstellen (s. Abb. 12).

Die Gefahr, das Rückenmark direkt zu verletzen, ist damit gleichsam gleich Null.

Diese Nervenwurzeln werden nun vorsichtig mit einem lokalen Betäubungsmittel umspült.

Dies bewirkt, daß sie ihre Fähigkeit, Schmerzen an das Hirn weiterzumelden, für ein paar Stunden verlieren. Meist reicht die Schmerz-

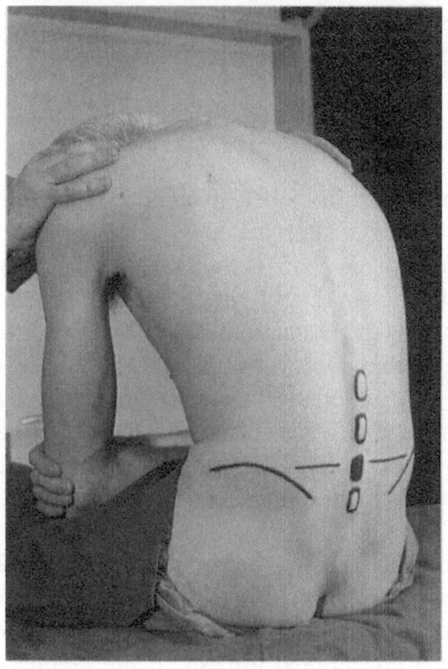

Abb. 10

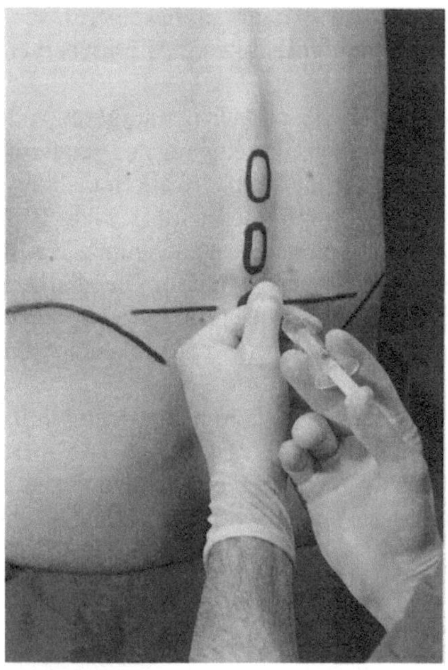

Abb. 11

unempfindlichkeit bis zum Nabel, manchmal auch höher oder tiefer.

Gelegentlich kann bei älteren Leuten der Weg durch verknöcherte Wirbelverbindungen, die bei Abnützungserscheinungen entstehen, nicht leicht zu finden sein. Durch die Lokalanästhesie verspürt der Patient jedoch höchstens ein Druckgefühl, wenn die Nadel den Wirbelkörper oder den knöchernen Dornfortsatz berührt (s. Schema 2).

Binnen weniger Minuten setzt die Wirkung des Lokalanästhetikums ein, die Beine werden oft warm und die Beweglichkeit wird eingeschränkt. Ein Hochheben der Beine wird meist unmöglich.

In der folgenden halben Stunde kann es als Resultat der eintretenden Wirkung des lokalen Betäubungsmittels zu einem Abfall des Blutdruckes kommen. Aus diesem Grund wird in dieser Zeit in äußerst kurzen Abständen der Wert gemessen, um sofort mit Hilfe eines rasch wirksamen Medikamentes gegensteuern zu können. Sind diese ersten 30 Minuten jedoch erst einmal um, so ist die Gefahr von Kreislaufinstabilität nur mehr relativ gering.

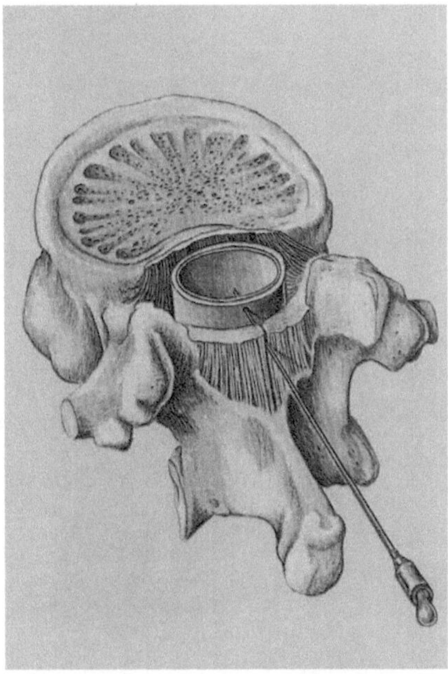

Abb. 12. Einführen der Nadel zwischen den knöchernen Fortsätzen bis in den Sack der harten Hirnhaut, die die Nervenfasern einhüllt. Dort werden die Nerven mit Lokalanästhetikum umspült

Auch von diesem Verfahren möchte ich Ihnen die wesentlichsten Möglichkeiten der Komplikationen, die auftreten können, nicht vorenthalten.

Da es sich bei diesem Stich um einen Eingriff handelt, der ohne jede optische Kontrolle erfolgt, besteht die Möglichkeit, in der Tiefe des Gewebes ein Blutgefäß anzuritzen. Dies ist bei der Feinheit der verwendeten Nadeln im Normalfall ohne jede Bedeutung (s. Abb. 13).

Unter besonderen Umständen kann es jedoch zu einer Blutung kommen, die im schlimmsten Fall dazu führt, daß das Rückenmark eingeengt wird. Dadurch kann es zum Auftreten von Gefühllosigkeit in den Beinen oder zu Lähmungen kommen. In diesem Fall muß der Neurochirurg die Blutung stillen und den Bluterguß entfernen. Bei rechtzeitigem Eingreifen sind Dauerschäden nicht wahrscheinlich.

Auch die Verletzung von Nerven ist extrem selten.

Häufiger als Blutungskomplikationen sind Kreislauf- und Herz-

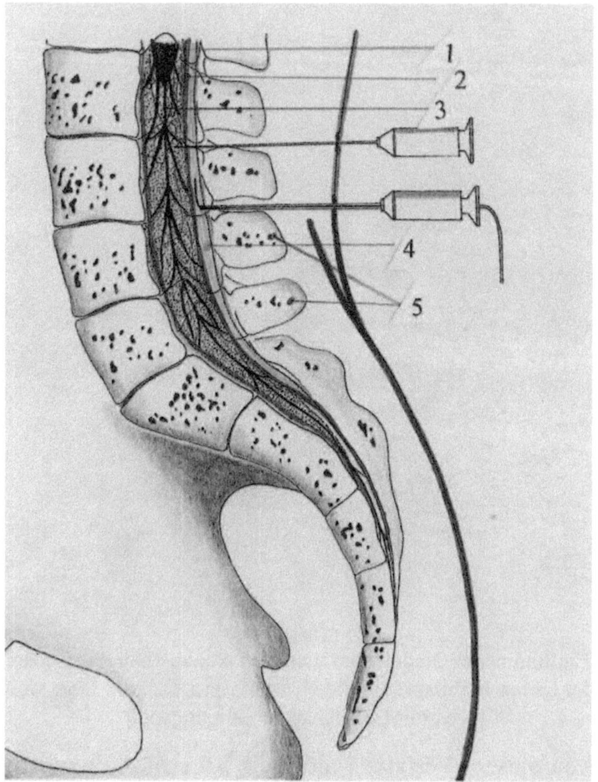

Schema 2. Die Spinalnadel (oben) durchdringt die harte Hirnhaut, während die Epiduralnadel in dem Raum zwischen knöchernem Dornfortsatz und harter Hirnhaut liegt. In diesen schmalen Spalt kann der dünne Katheter vorgeschoben werden. *1* Ende des Rückenmarks (schwarz), *2* Sack der harten Hirnhaut (grün), *3* austretende Nervenwurzeln (schwarz), *4* Epiduralraum (rot), *5* Dornfortsätze der Wirbelkörper

rhythmusstörungen. Da jedoch der Narkosearzt immer in Ihrer Nähe ist und durch die vielen Überwachungsgeräte, an denen Sie hängen, sofort alarmiert wird, kann er diesen Störungen sofort entgegenwirken, und mit daraus resultierenden Schäden muß nicht gerechnet werden.

Im Vergleich zu der Kreislaufbelastung, die bei einer Vollnarkose für nicht mehr ganz herzgesunde Patienten auftreten kann, stellt der Kreuzstich jedenfalls das geringere Übel dar.

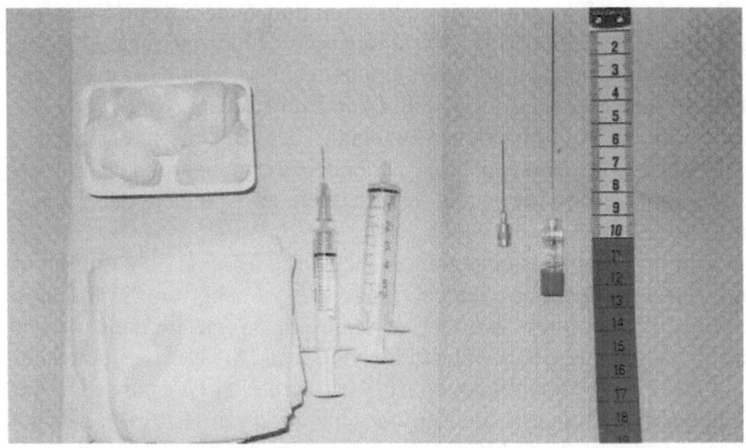

Abb. 13. Set von Nadeln und Tupfern, das zum Setzen der Spinalanästhesie benötigt wird

Eine Komplikation, die früher sehr häufig war, in den letzten Jahren aufgrund der verfeinerten Technik jedoch sehr in den Hintergrund gedrängt worden ist, ist der sogenannte „postspinale Kopfschmerz". Postspinal bedeutet, daß es sich um Kopfschmerzen handelt, die nach dem Setzen einer „Spinalanästhesie", also eines Kreuzstiches, auftreten. Behandelt werden diese Beschwerden mit normalen Kopfschmerzmitteln, reichlicher Flüssigkeitszufuhr und Bettruhe. (Geradezu typisch ist, daß die Schmerzen nur beim Aufstehen und Aufsetzen auftreten.) Patienten, die zu häufigen Migräneattacken neigen, sollte man von diesem Anästhesieverfahren daher eher abraten. Wenn nämlich nach dem Eingriff Kopfschmerzen auftreten, so kann nicht geklärt werden, ob sie eine Komplikation des Verfahrens sind oder ob der Patient auch ohne Kreuzstich einen Migräneanfall erlitten hätte.

Vorübergehend kommt es gelegentlich zu einer kurzfristigen Störung der Blasentätigkeit, die jedoch durch das einmalige Setzen eines Harnkatheters behoben wird.

Auch Atemstörungen seien der Vollständigkeit halber erwähnt, die bei unbeabsichtigt hoher Ausbreitung des Betäubungsmittels auftreten können. Sie sind jedoch ebenso äußerst selten und können vom Narkosearzt aufgrund der engmaschigen Überwachung sofort diagnostiziert und behoben werden, sodaß es nicht zu bleibenden Schäden kommt.

So stellt der Kreuzstich für viele Operationen ein angenehmes, insgesamt gesehen risikoarmes Verfahren zur Schmerzausschaltung dar.

Trotzdem können sich viele Leute nicht an den Gedanken gewöhnen, die Operation im Wachzustand miterleben zu müssen. Die Angst vor der technisierten Umgebung des Operationssaales, den Geräuschen und Stimmen und schließlich die unbegründete Furcht, doch Schmerzen zu verspüren, veranlaßt einige Patienten, den Kreuzstich abzulehnen.

Auch für Sie gibt es eine maßgeschneiderte Lösung. Schlafmittel in ganz geringer Dosierung können eingesetzt werden, um Sie in einen oberflächlich dösenden Zustand zu versetzen. Wenn Sie dann wieder ganz munter werden, ist die Operation vorbei und Sie werden überrascht sein, wie schnell alles gegangen ist. Weit verbreitet ist auch schon die Methode, dem Patienten die Zeit der Operation mit Hilfe von Musikprogrammen aus einem kleinen Cassettenrekorder (walk-man) zu verkürzen.

Manche Leute haben auch gehört, daß der Stich entsetzlich schmerzhaft sein soll. Auch sie kann ich beruhigen. Durch die Anwendung von lokalen Betäubungsmitteln ist die Schmerzhaftigkeit wirklich minimal. Außerdem sind Sie ja wach und können es sagen, wenn es Ihnen zu sehr weh tut. Der Anästhesist wird dann lokales Betäubungsmittel nachgeben, um Sie von Ihren Schmerzen zu befreien.

Ein großer Vorteil der Spinalanästhesie liegt in der Zeit nach der Operation. Unangenehme Sensationen wie Übelkeit und Schmerzen beim Aufwachen aus der Vollnarkose, fallen hier vollkommen weg. Zudem läßt die Wirkung des eingespritzten Medikaments erst langsam nach. Der heftigste Operationsschmerz ist bis zu diesem Zeitpunkt abgeklungen. Allerdings kehrt auch die Fähigkeit, die Beine zu bewegen, erst nach einiger Zeit zurück. Erschrecken Sie also bitte nicht, wenn Sie nach der Operation die Beine nicht anheben können. Dieser Zustand normalisiert sich erst im Verlauf von einigen Stunden. Nur wenn Gefühl und Kraft länger als 6 Stunden ausbleiben, ist der Zustand beunruhigend und sollte durch eine Röntgenuntersuchung abgeklärt werden.

Vorsichtshalber werden Sie am Tag der Operation meist nicht aufstehen dürfen.

Manchmal werden Sie auch sogar auf dem Rücken liegen bleiben müssen, was für viele Leute recht unangenehm sein kann. (Dies aber meist aus operationstechnischen Gründen und nicht wegen des Kreuzstiches.)

Wenn man allerdings gedanklich darauf vorbereitet ist, sind solche Einschränkungen nicht ganz so schwer zu ertragen.

Die Epiduralanästhesie oder Periduralanästhesie

Diese Anästhesieform ist dem normalen Kreuzstich sehr ähnlich. Der Unterschied liegt in der Tatsache, daß die Nadel nicht bis in den Sack der Hirnhäute, die das Rückenmark umhüllen, vorgeschoben wird, sondern unmittelbar davor Betäubungsmittel eingespritzt wird, das nur mehr die ausgetretenen Nervenwurzeln umspült.

Der Vorteil der Methode liegt in der Möglichkeit, über eine etwas dickere Hohlnadel in diesen Raum ein hauchdünnes Schläuchlein vorzuschieben, über das dann nicht nur einmal, sondern bei längeren Operationen auch öfters Schmerzmittel und lokale Betäubungsmittel eingespritzt werden können, sodaß Ihnen Schmerzfreiheit für längere Zeit – manchmal auch über mehrere Tage – ermöglicht werden kann.

Speziell wenn eine schmerzhafte Nachbehandlung erforderlich ist, kann dies eine entscheidende Verbesserung sein. Da dieses Schläuchlein jedoch wie gesagt über eine etwas dickere Nadel vorgeschoben werden muß, ist das Risiko einer Blutgefäßverletzung etwas höher als beim Kreuzstich. In geübten Händen ist es jedoch trotzdem noch sehr gering. Lassen Sie sich beraten und besprechen Sie die Möglichkeit. Wenn Ihnen Ihr Anästhesist dazu rät, so kann er garantieren, daß die Vorteile die möglichen Komplikationen überwiegen.

Ein spezieller Fall ist noch die Epiduralanästhesie in der Geburtshilfe. Deshalb möchte ich ihr später ein ganzes Kapitel widmen.

Plexusanästhesien und Blockadetechniken

Bei diesen Formen der Regionalanästhesie ist es möglich, durch gezieltes Umspülen von einem oder mehreren Nerven am Arm oder Bein ein nur ganz kleines Areal bzw. nur einen Arm oder ein Bein zu betäuben. Mit Hilfe eines Gerätes ist das genaue Aufsuchen der Nerven in der Tiefe des Gewebes möglich. Dabei kann es in seltenen Fällen zu Verletzungen der Nerven kommen, auch ein harmloser Bluterguß kann auftreten.

Da es sich in diesen Fällen schon um sehr spezielle Fälle handelt, werden diese Möglichkeiten ganz genau mit Ihnen besprochen, sodaß ich nicht weiter darüber erzählen möchte.

V. Die Tage danach

In Abhängigkeit von der Operation, die gemacht werden mußte, werden Sie in den nächsten Tagen noch einige Einschränkungen hinnehmen müssen:

- Wann Sie das Bett wieder verlassen dürfen, werden Sie mit Ihrem Operateur besprechen müssen.
- Drains (kleine Schläuchlein, die für Blutabfluß aus dem Wundgebiet sorgen, damit sich keine größere Blutansammlung bilden kann, die Ihnen Schmerzen bereiten könnte oder auf deren Boden sich eine Wundinfektion entwickeln könnte) werden Sie in dieser Zeit noch behindern, ihre Entfernung kann dann ein bißchen unangenehm sein.
- Harnkatheter (kleines Röhrchen, das in die Harnblase geschoben wird, damit Sie nicht auf natürlichem Weg urinieren müssen) werden gesetzt, weil der Harn entweder nicht über den Wundbereich fließen soll oder Sie genau in Ihrer Nierenfunktion überwacht werden müssen.
- Was Sie zu essen bekommen wird von der Operation abhängen, die gemacht worden ist. Bitte glauben Sie nicht, daß man Sie auf Diät setzen will, wenn Sie auch ohne im Magen-Darmtrakt operiert worden zu sein, nur Suppe oder Zwieback erhalten. Die Erfahrung hat gezeigt, daß es nach verschiedenen Operationen besser verträglich ist, nicht gleich wieder Normalkost zuzuführen. Wenden Sie sich ruhig an das Pflegepersonal, das Ihnen Auskunft erteilen kann, wenn Ihnen die Kost nicht behagt. Versuchen Sie aber zu verstehen, daß es oft gut gemeint ist, wenn Ihre Verdauungsorgane nicht gleich wieder mit dem vollen Programm belastet werden.
- Infusionen, die Sie in den Tagen nach einer Operation erhalten, bewirken, daß Sie auch ohne genügend zu trinken, eine ausreichende Flüssigkeitszufuhr erhalten. Dies ist für Ihre Nierenfunktion von essentieller Bedeutung. In solchen Tagen könnte es sonst geschehen, daß sich in Ihrer Niere winzig kleine Salzkristalle ablagern können,

die sich im Laufe der folgenden Jahre zu einem „ausgewachsenen" Stein entwickeln, der dann für den nächsten Krankenhausaufenthalt sorgt.

Außerdem ist es für Ihren Kreislauf von enormer Wichtigkeit, daß Ihre Blutgefäße mit genügend Flüssigkeit gefüllt sind, weil ein Kollaps ansonsten beim ersten Versuch aufzustehen, vorprogrammiert ist.

— Antibiotika (bakterientötende Medikamente) müssen Sie in einigen Fällen noch bekommen, weil Sie sonst Gefahr laufen, eine Infektion zu erleiden. Vergessen Sie bitte nicht, dem Arzt schon bei der Aufnahme ins Krankenhaus zu sagen, wenn Sie gegen ein Mittel allergisch sind oder nehmen Sie Ihren Allergiepaß mit, wenn Sie einen besitzen.

Eine der häufigsten Nebenwirkungen von Antibiotika ist Durchfall. Sagen Sie es bitte gleich, wenn Sie etwas davon bemerken.

VI. Ein ganz besonderer Fall: Aufwachen in der Intensivstation

Aus vielen verschiedenen Gründen kann es der Fall sein, daß Sie nach einer Operation einer speziellen Betreuung bedürfen, die in der Normalstation nicht ermöglicht werden kann.

Beispielsweise kommt es nach großen Operationen häufig vor, daß Patienten nicht so ganz einfach wieder selbständig atmen können. Sie müssen erst in der Intensivstation von der künstlichen Beatmungsmaschine, im Fachjargon „Respirator" genannt, entwöhnt werden.

In diesem Falle erhalten Sie noch weiterhin eine geringe Dosis an Schlafmittel, damit Ihnen der Zustand mit dem kleinen Schläuchlein in der Lunge nicht unangenehm ist. Die weitere Betreuung wird auch hier in der Regel vom Anästhesisten durchgeführt, an manchen Abteilungen

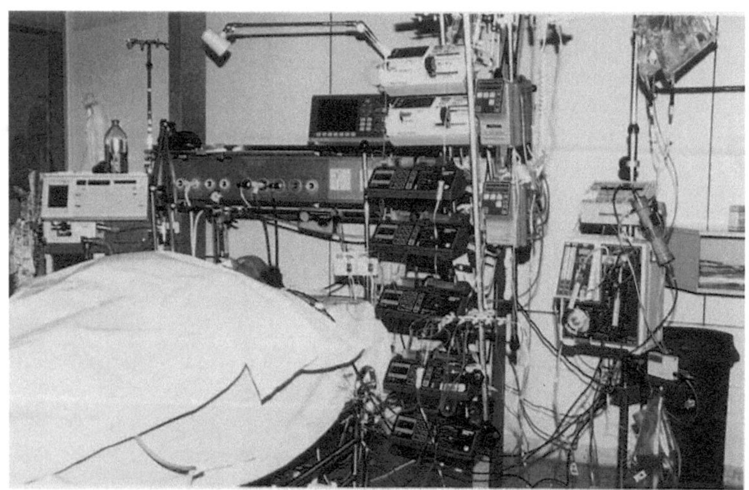

Abb. 14

obliegt die Stationsleitung besonders ausgebildeten Chirurgen. (Wenn Sie allerdings einen Herzinfarkt erlitten haben, so sind es internistisch ausgebildete Intensivmediziner, die Sie betreuen.)

Erst wenn Ihre Fähigkeit zu atmen wieder völlig hergestellt ist, reduziert der Narkosearzt in der Intensivstation die Schlaf- und Schmerzmittel. Deswegen gibt es in der Intensivstation eine besondere Aufwachphase:

Man kann bereits ein wenig hören, was rundherum vor sich geht, ist aber meist noch zu müde um die Augen zu öffnen. Das Pflegepersonal der Intensivstation spricht aus diesem Grund mit jedem Patienten, auch wenn er in noch so tiefem Schlaf scheint, und sagt ihm liebevoll, was eben geschieht. Die Kraft der Atemmuskeln wird anfangs noch durch die Beatmungsmaschine unterstützt. In dieser Phase muß der Patient immer wieder zu ruhigem, tiefem Atmen aufgefordert werden.

Auch alle anderen Tätigkeiten, wie Mundpflege, Waschen, Drehen oder das Verabreichen von Injektionen werden dem Patienten angekündigt, damit ihn ein plötzliches Ereignis nicht ängstigt.

Wenn man nicht selbst einmal in der Situation gewesen ist, kann man sich nur schwer vorstellen, wie man sich in einer solchen Lage fühlt. Die Schwäche bewirkt, daß man sich kaum bewegen kann, sprechen kann man überhaupt nicht. Dazu rundherum die lauten Alarmsignale der Überwachungsgeräte. Aus diesem Grund ist das Personal der Intensivstationen im Umgang mit solchen Patienten besonders geschult. Durchschnittlich hat eine Pflegeperson nur einen oder zwei Patienten zu betreuen, sodaß sie sich ihm ganz widmen kann. Dies ermöglicht einen sehr liebevollen Kontakt zum Patienten in dieser schweren Phase seines Krankseins. Von Kopf bis Fuß müssen alle Organfunktionen medikamentös gestützt werden. Abgesehen von den vielen therapeutischen Notwendigkeiten, wie Herz- und Kreislaufstützung mit Pulsfrequenzkontrolle und Blutdruckmedikamenten, Antibiotikagabe oder Mitteln, die einem Magengeschwür vorbeugen sollen, muß der Patient komplett künstlich ernährt werden. Es muß für seinen Stuhlgang und seine Harnabscheidung gesorgt werden.

Wenn er zuckerkrank ist, muß in sehr kurzen Intervallen (4–6 Stunden) der Blutzuckerspiegel kontrolliert werden und in verträglicher Höhe eingestellt werden.

Der Blutdruck wird in vielen Fällen über ein kleines Schläuchlein, das am Handgelenk direkt in einer Arterie (Schlagader) liegt, gemessen und durch kontinuierliche Medikamentenverabreichung mittels einer Infusionspumpe im Normalbereich gehalten.

Da der Patient nichts essen oder trinken kann, erhält er unzählige Infusionen. Wieviel er davon benötigt, hängt vom Füllungszustand seines Blutgefäßsystems ab. Auch dieser wird in der Regel durch ein kleines Schläuchlein (Cavakatheter, vgl. Seite 18), das über eine große Vene in die Nähe des Herzens geschoben wird, dauernd gemessen, um den Bedarf des Patienten an Infusionen ermitteln zu können.

Ebenso müssen ihm alle Salze, Vitamine und Spurenelemente zugeführt werden.

Auch sein Blutbild (Zahl der roten und weißen Blutkörperchen) muß regelmäßig kontrolliert und eventuell durch Blutkonserven aufgebessert werden.

Aber die medizinische Seite ist nur die eine Hälfte der Behandlung. Dem Pflegepersonal fällt eine mindestens ebenso wichtige Aufgabe zu. Waschen, Zähneputzen, Frisieren, den Körper eincremen stellt den Faden zur Umwelt sicher. Das Nervensystem des Patienten erhält weiterhin die Reize, die es zur Wahrnehmung „Ich bin noch am Leben, die Welt hat mich noch nicht aufgegeben!" benötigt. Hält man sich vor Augen, wie angenehm eine Massage ist, so kann man vielleicht nachempfinden, was es bedeutet, wenn liebevolle Hände eincremen, oder der Rücken kräftig mit Pflegesalbe durchgeknetet wird. Auch die Haare müssen gewaschen und die Nägel geschnitten werden.

Langsam gelingt es dem Patienten dann, immer mehr von diesen Funktionen wieder selbst zu übernehmen. Sobald er einmal selbständig atmen kann, wird er von der Beatmungsmaschine abgehängt. Er benötigt nur mehr wenig Schlafmittel und kann den ersten deutlichen Kontakt mit der Umwelt aufnehmen. Kopfschütteln und Augenzwinkern zeigen dem Pflegepersonal, daß es verstanden wird. Dann kann das Röhrchen aus der Luftröhre entfernt werden, und somit ist auch die Möglichkeit zu sprechen wiederhergestellt. Damit steht der Weg für normale Kostzufuhr offen, die medikamentöse Herz-Kreislaufstützung kann reduziert werden. Stuhl- und Harnproduktion normalisieren sich auch ohne Zufuhr von Arzneimittel.

Sobald dann der Patient wieder einigermaßen für sich selbst sorgen kann und keine dauernde Kontrolle seiner Lebensfunktion mehr notwendig ist, kann er wieder auf die Normalstation verlegt werden.

VII. Ihr Kind im Krankenhaus

Alle, die Kinder betreuen, wissen, wie schwierig es ist, den Kleinen die Sinnhaftigkeit und Notwendigkeit eines Arztbesuches klar zu machen. Schon der Säugling durchschaut nach der zweiten Impfung, daß er sich

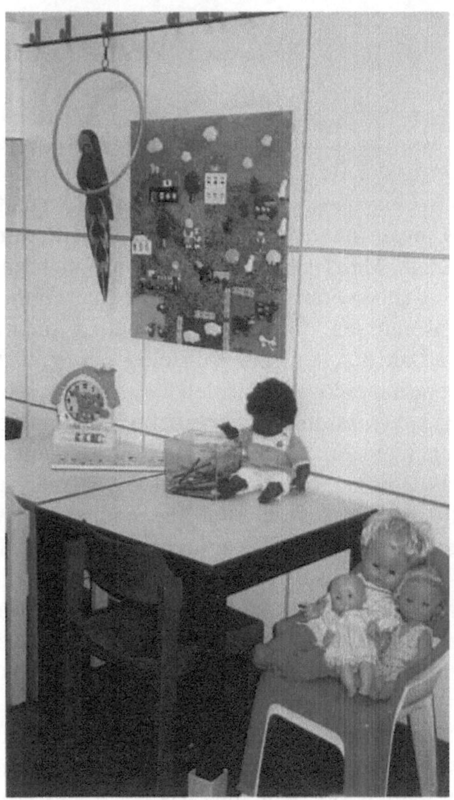

Abb. 15

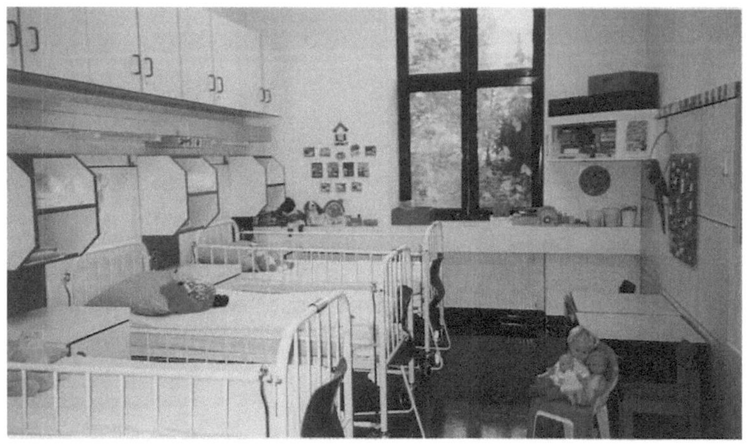

Abb. 16

schon wieder vor der Ordination des Kinderarztes befindet. Das Geplärre beginnt in der Regel vor der Türe. So wird den Sprößlingen schon sehr frühzeitig Angst vor diesen weißgekleideten Gestalten gemacht. Alles, was in so einem Aufzug daherkommt, wird sehr mißtrauisch beäugt. Meist gehen einem Krankenhausaufenthalt noch zahlreiche Arztbesuche voraus, weil man alles unternimmt, um nicht ins Krankenhaus zu müssen. Wenn es schließlich unumgänglich ist, benötigt ihr Kind auch schon sehr frühzeitig eine gute Vorbereitung. Eine Mandeloperation läßt sich beispielsweise relativ leicht vernünftig darstellen. Meist haben zahlreiche fieberhafte Infekte stattgefunden, die dem Kind sehr unangenehm waren. Die Befreiung davon wird auch dem Dreijährigen schon als anzustrebendes Ziel klar zu machen sein.

Auf alle Fälle ist es von essentieller Bedeutung, bei der Wahrheit zu bleiben. Nadelstiche dürfen nicht verheimlicht werden. Sie sind unangenehm, aber sie gehen rasch vorbei. Überfallsartige Stiche erzeugen wesentlich mehr Panik als angekündigte. Es ist dabei wichtig, klarzustellen, daß das Kind ebenso wie die Eltern schon viele Stiche ohne Schaden überlebt hat, und daß kein bleibender Defekt bestehen bleiben wird.

Für viele Kinder wird auch ein ersehntes Spielzeug als Belohnung die Gedanken von dem unangenehmen Ereignis ablenken können.

Bilderbücher helfen oft, den ungewissen Ablauf zu veranschaulichen. Dabei wird klar, daß man nach dem Krankenhausaufenthalt wieder in die gewohnte Umgebung zurückkehrt und daß es einem nachher wesentlich besser geht. Außerdem kann man voll Stolz von seiner Tapferkeit berichten.

Der ganze Schrecken kann deutlich reduziert werden, wenn von vornherein feststeht, daß eine bekannte Person die ganze Zeit dabeibleiben wird. Idealerweise wird das natürlich die Mutter sein, aber auch Vati, Oma oder Opa erfüllen durchaus den gewünschten Effekt: Das Kind hat nicht das Gefühl, völlig allein und hilflos einer feindlichen Übermacht ausgesetzt zu sein.

Dieser Eindruck läßt sich auch durch genaue vorherige Besichtigung der Station und des Kinderzimmers minimieren. Dort wird ihr Kind andere spielende Kinder antreffen, die ihm nicht den Eindruck von Gefahr vermitteln werden (s. Abb. 15, 16).

Wenn Sie unsicher sind, was Sie ihrem Kind vorher erzählen sollen, fragen Sie Ihren Operateur oder auch den Narkosearzt, wenn Sie diesen in einer Anästhesieambulanz antreffen können.

(Leider sind Anästhesieambulanzen – obwohl sie eine äußerst notwendige Einrichtung wären – noch sehr selten in einem öffentlichen Krankenhaus anzutreffen.)

Ich möchte jedenfalls nachdrücklich davor warnen, Ihr Kind unvorbereitet im Krankenhaus abzugeben. Die psychische Traumatisierung, die dabei entstehen kann, überwiegt die körperlichen Verletzungen wesentlich. Bei längeren Spitalsaufenthalten ist es sogar dazu gekommen, daß das Kind nur mehr die Pflegepersonen als Betreuung akzeptiert hat, weil die Aggressionen, die in der kleinen Seele gewachsen sind, zu einer völligen Ablehnung der Mutter geführt haben. Um dieser Entwicklung vorzubeugen, hat sich ein gemeinnütziger Verein gebildet, der die Interessen von Mutter und Kind im Krankenhaus zum Ziel hat.

Er nennt sich MUKI, hat seinen Sitz in Ebensee und finanziert aus seinen relativ geringen Mitgliedsbeiträgen die Aufnahme der Mutti im Krankenhaus. Außerdem hilft er, zahlreiche andere Probleme, die sich aus der Erkrankung eines Kindes ergeben, zu lösen, wie beispielsweise die Unterbringung der Geschwister.

Das Kind bei einer Akutaufnahme im Krankenhaus nicht alleine zu lassen, ist demnach natürlich noch wichtiger als bei einer geplanten Aufnahme.

Die Nachricht, daß das Kind sofort ins Krankenhaus muß, ist für alle Beteiligten sehr schlimm.

Versuchen Sie aber bitte Ihrem Kind zu vermitteln, daß Sie es nicht alleine lassen werden, und daß Sie die Schwierigkeiten schon irgendwie gemeinsam meistern werden. Unterschätzen Sie andererseits auch die Flexibilität und Anpassungsfähigkeit Ihres Kindes nicht. Kaum hat es einmal ein paar Leidensgenossen im Zimmer erblickt, wird es versuchen mit ihnen in Kontakt zu kommen. Dies lenkt bereits beträchtlich von unangenehmen Eindrücken ab. Nicht selten kommt es vor, daß die kleinen Patienten schon friedlich spielen, während die Mutter noch immer mit der Beherrschung ihrer strapazierten Nerven beschäftigt ist. Ich will jetzt nicht sagen, daß sie das nicht dürfte. Schließlich ist die Krankenhausaufnahme, womöglich eine bevorstehende Akutoperation, ein arger seelischer Schock. Kinder spüren aber genau, wenn die Eltern nervös sind und das verschlechtert vielleicht eher die Situation. Also überlassen Sie ruhig kurzfristig Ihr Kind einer Pflegeperson und nehmen Sie sich ein bißchen Zeit, selbst die Anspannung abklingen zu lassen.

Suchen Sie auch den Kontakt mit Ihrem behandelnden Arzt und lassen Sie sich genau erklären, was mit Ihrem Kind gemacht werden muß. Ihr Wissen wird Ihnen die Ängste nehmen und erst Ihre Ruhe kann auch Ihr Kind wieder ins Gleichgewicht bringen.

VIII. Der Kaiserschnitt

Sie werden sich vielleicht jetzt fragen, warum ich einer normalen Operation ein eigenes Kapitel widme. Ich will Ihnen den Grund dazu gerne näher erläutern:

Selten ist ein Kaiserschnitt eine geplante Sache. Meist ist er das für die Mutter manchmal enttäuschende Ende des Geburtsvorganges. Aus den unterschiedlichsten Gründen ist es nicht möglich gewesen, das Kind auf natürlichem Weg auf die Welt zu bringen.

Für den Anästhesisten bedeutet diese Operation ein zweifaches Risiko. Er muß für *Mutter und Kind* Atmung und Herz-Kreislaufsystem sicherstellen. Dies birgt die verschiedensten Gefahren:

Zunächst ist es während der Schwangerschaft durch den ständigen Druck, den die wachsende Gebärmutter auf den Magen-Darmtrakt ausübt, zu einer Trägheit in der Weiterbeförderungstätigkeit gekommen. Dies bedeutet, daß der Magen der zukünftigen Mutti kaum jemals richtig leer ist, auch wenn es schon viele Stunden her ist, daß sie etwas gegessen hat. Erhält sie nun zur Narkoseeinleitung muskelentspannende Medikamente, so bewirken diese, daß die letzte Barriere erschlafft: ein Ringmuskel am Ende der Speiseröhre, der dafür sorgt, daß Gegessenes im Magen bleibt. Nun kann es passieren, daß dieser Mageninhalt durch die Speiseröhre zurückrinnt. Bevor es möglich ist, die Atemwege durch das oben erwähnte Schläuchlein, das die Luftröhre abdichtet, zu sichern, kann dieser Speisebrei in die Bronchien eindringen (der Fachausdruck lautet Aspiration) und eine äußerst bedrohliche Lungenentzündung hervorrufen.

Dieselbe Gefahr besteht bei einer normalen Narkose, wenn Ihr Magen nicht richtig leer ist, weil Sie nicht mindestens 6 Stunden nüchtern sind, das heißt, weder etwas gegessen noch getrunken haben.

Der Anästhesist weiß selbstverständlich durch verschiedene Tricks die Gefahr der Situation zu entschärfen. Trotzdem stellt die Narkoseeinleitung für einen Kaiserschnitt für ihn und alle Hilfspersonen immer eine größere Nervenanspannung dar als eine normale Narkose.

Dieses Risiko kann auf der anderen Seite völlig ausgeschaltet werden, wenn die Mutter einer Regionalanästhesie zustimmt. Die Methoden, die zur Auswahl stehen, sind dieselben, die bereits in den früheren Kapiteln beschrieben worden sind: der Kreuzstich und die Epiduralanästhesie. In unserem Fall möchte ich zunächst auf die Epiduralanästhesie näher eingehen.

Epiduralanästhesie und Kreuzstich in der Geburtshilfe

An vielen geburtshilflichen Abteilungen ist das Verfahren der Epiduralanästhesie seit Jahren zur Schmerzerleichterung während der Entbindung etabliert. Es wird nicht nur als Serviceleistung für die Mutter – schließlich ist es angenehmer, wenn das Kinderkriegen nicht mit solch furchtbaren Schmerzen verbunden ist –, sondern auch aus medizinischen Gründen, wie beispielsweise für Mütter mit Herzerkrankungen oder Augenerkrankungen, angewendet. Wenn die Wehen schon eine Zeit lang gedauert haben und der Muttermund schon ein wenig geöffnet ist, stellt der Frauenarzt den idealen Zeitpunkt für das Legen des dünnen Schläuchleins fest.

Wenn der Narkosearzt den Katheter dann plaziert hat, erhält die Mutter soviel an schmerzlindernden Medikamenten, daß die Geburt eine erträgliche Belastung darstellt. Völlige Schmerzfreiheit soll dabei nicht erwartet werden. Sollten Sie gerade schwanger sein, so fragen Sie Ihren gewählten Geburtshelfer, ob die Methode für Sie in Frage kommt. Er wird Sie genauer über die Möglichkeiten in Ihrem Krankenhaus und über Ihren besonderen Fall informieren. Die Methode ist natürlich genauso mit den oben angeführten Komplikationen behaftet. Dieses Risiko sollten Sie nur dann eingehen, wenn wirklich eine Veranlassung besteht, es in Kauf zu nehmen. Aber dies kann, wie gesagt, am besten der Geburtshelfer Ihrer Wahl beantworten.

Wenn sich allerdings während der Entbindung herausstellt, daß ein Kaiserschnitt notwendig geworden ist, dann ist es für Sie von Vorteil, daß der Katheter bereits gelegt worden ist. Es braucht dann nämlich nichts weiter zu geschehen, als noch eine größere Menge an Schmerzmittel und lokalem Betäubungsmittel einzuspritzen, um die Operation ohne Vollnarkose durchführen zu können. Fast wie bei der normalen Entbindung können Sie Ihr Kind, unmittelbar nachdem es das Licht der Welt erblickt hat, in die Arme nehmen und an's Herz drücken.

Wenn Sie nicht zu denjenigen gehört haben, die das Schläuchlein schon erhalten haben, so müssen Sie nicht traurig sein, wenn auch Sie das große Ereignis „live" erleben wollen.

Der normale Kreuzstich mit einer hauchdünnen Nadel ermöglicht auch bei Ihnen die Schmerzausschaltung bis maximal zum Rippenbogen innerhalb von einigen Minuten.

Allerdings ist bei den Jungmuttis die Häufigkeit von Kopfschmerzen, die am Tag nach dem Stich auftreten können, etwas höher als bei den anderen Patienten, die mit diesem Verfahren operiert werden, sodaß Sie darüber unbedingt informiert werden sollten. Die Kopfschmerzen sind in der Regel durch Bettruhe mit flach gestelltem Oberkörper, Flüssigkeitszufuhr durch Infusionen und Kopfschmerzmittel, die auch für frischgebackene Muttis eingesetzt werden können, beherrschbar. Es ist auch nicht gesagt, daß Sie die Beschwerden sicher bekommen werden, aber Sie müssen jedenfalls vorher darüber Bescheid wissen. Das Risiko einer Lungenentzündung, das Sie mit einer Vollnarkose eingehen, ist sicherlich nicht sehr häufig, aber dafür ist es mit viel mehr Konsequenzen behaftet, wenn Sie daran erkranken.

Ich will Ihnen nun keineswegs Angst machen, wenn Sie einen Kaiserschnitt benötigen, der in Vollnarkose durchgeführt werden muß. Sie können sich auf Ihren behandelnden Geburtshelfer verlassen, der gemeinsam mit dem Narkosearzt das für Sie geeignetste Verfahren vorschlagen wird. Oft ist auch in der Situation aus gegebener Dringlichkeit gar keine Zeit mehr für eine Besprechung. Das Kapitel soll Sie aber ermuntert haben, schon in der Geburtsvorbereitungszeit die verschiedenen Möglichkeiten erwogen zu haben.

IX. Der alte Mensch im Krankenhaus

Für einen alten Menschen ist ein Krankenhausaufenthalt meist noch ein viel größerer Schock.

Speziell wenn es sich nicht um eine geplante Operation, sondern um einen plötzlich notwendig gewordenen Eingriff handelt, und er sich überfallsartig an geänderte Lebensbedingungen gewöhnen soll, kommt ein älterer Patient nur sehr schwer damit zurecht. Plötzlich fallen ihm Tätigkeiten des normalen Lebens, die er zu Hause mühelos ausführen konnte, unheimlich schwer. Manchmal kann er sie gar nicht mehr bewältigen. Auch daß der Weg zur Toilette nicht mehr rechts um die Ecke führt, erweist sich speziell in der Nacht als nahezu unüberwältigbares Hindernis.

Zu verstehen, was der Arzt meint, wenn er von einer notwendigen Operation spricht, benötigt eine wesentlich längere Zeit als sich der Doktor nehmen kann. Erst wenn er weg ist, begreift man so richtig, worum es gegangen ist, doch für weitere Fragen bleibt dann oft keine Zeit mehr. Unwirklich, beinahe wie in einem utopischen Alptraum, fühlt sich der alte Mensch in so einer Situation.

Besonders hohe Ansprüche werden bei der Betreuung solcher Patienten an Ärzte und Pflegepersonal gestellt. Geduld und Einfühlsamkeit sind in wesentlich höherem Ausmaß erforderlich, als für andere Kranke.

Aber auch als Angehörige müssen Sie verstehen, daß sich ein alter Baum eben nicht leicht verpflanzen läßt. Die Umstellung auf geänderte Lebensbedingungen dauert oft länger, als der eigentliche Krankenhausaufenthalt. Zuhause ist dann erst wieder alles fremd, sodaß Verwandte oft entsetzt über die augenscheinliche „Verwirrung“ sind. Dabei bedarf es nur einfach größerer Geduld und liebevoller Zuwendung, um die Verhältnisse wieder ins rechte Lot zu bringen. Wenn Sie die Hoffnung nicht aufgeben und dem alten Patienten Zeit gönnen, wird vieles wieder in Ordnung kommen.

Wenn schon allein die Umgebung einen derart verwirrenden Eindruck macht, wie schlimm ist es dann erst einzustufen, wenn ein künstlicher Ausgang erforderlich geworden ist, oder die Operation der Prostata zu einer geringfügigen Störung der Blasenfunktion geführt hat.

Die oft schon depressive Stimmungslage der alten Menschen, die auch schon im gesunden Zustand häufig über das herannnahende Lebensende nachdenken, verschlimmert sich durch so eine Beeinträchtigung gewaltig. Ausweglosigkeit und Nutzlosigkeit sind die prägenden Gefühle der Stimmung. Auch Unfälle, die längere Zeit ans Bett fesseln, bringen eine entsetzliche Hoffnungslosigkeit in die Gedankenwelt. Das Gefühl, über diese Barriere nie wieder hinwegzukommen, ist schlimmer als alle Schmerzen.

Durch liebevolle, geduldige Zuwendung und Aufmunterung müssen Pflegepersonal und Ärzte, aber auch Sie als Verwandte wieder neuen Mut machen. Das größte Zugpferd ist natürlich das Gefühl des Gebrauchtwerdens: Enkelkinder, Haustiere und der Garten sind in diesem Zusammenhang unheimliche Zauberwörter. Die Gedanken auf ein wieder anzustrebendes Ziel zu richten ist die beste Triebkraft zum Gesundwerden.

X. Wenn alles überstanden ist …

So unglaublich es vielleicht am Anfang ist, so überwältigend sind die Freude und die Erleichterung, wenn Sie wieder nach Hause dürfen. Ihre Entlassung wird in der Regel schon einige Zeit vorher geplant. Sie dürfen auch ruhig neugierig sein und bei der Visite danach fragen. Drängen Sie jedoch nicht darauf. Für jede Erkrankung gibt es im allgemeinen eine bestimmte Dauer an Krankenhaustagen, die für Ihre Genesung am günstigsten ist. Ihr Arzt wird abschätzen, ob auch bei Ihnen der Heilungsverlauf so vonstatten gegangen ist, daß er Sie in häusliche Pflege entlassen kann. Informieren Sie sich genau darüber, bei welchen Tätigkeiten im Alltag Sie Hilfe benötigen werden. Vielleicht müssen Sie auch noch einige Zeit das Bett hüten und dürfen sich in mancher Hinsicht noch nicht voll belasten. Sorgen Sie dafür, daß diese Hilfe von Familienmitgliedern oder Freunden geleistet werden kann. Wenn Sie glauben, damit nicht zurande zu kommen, so genieren Sie sich nicht, es dem Arzt oder der Stationsschwester zu sagen. Unser hervorragend ausgebautes Sozialnetz sieht für viele solcher Fälle Unterstützung vor. Welche dieser Möglichkeiten für Sie offenstehen, sagt Ihnen der Sozialarbeiter oder die Sozialarbeiterin, die entweder im Spital direkt Sprechstunden haben oder Ihnen von der Station aus vermittelt werden können.

Denken Sie daran, daß Sie nach einem Krankenhausaufenthalt noch nicht voll einsatzfähig sind. Eine Überbelastung kann Ihre Heilung ernsthaft gefährden. Gönnen Sie sich noch eine Ruhephase, um alle Kräfte wieder sammeln zu können.

Beispielsweise dauert es bis zu 6 Wochen, bis Ihr Immunsystem nach einer Operation wieder soweit funktionstüchtig ist, daß es wie früher alle Infekte abfangen kann. Wundern Sie sich also nicht, wenn Sie kaum entlassen wieder Schnupfen oder Grippe bekommen. Doch auch diese Abwehrschwäche wird nach einiger Zeit wieder völlig behoben sein.

Wenn Sie im Spital besondere Anweisungen für die Phase nach der Entlassung bekommen haben, beispielsweise eine bestimmte Diät oder körperliche Übungen, weil Sie eine Verletzung erlitten haben, so schaffen Sie sich zu Hause einen Erinnerungspunkt (z.B. ein Foto von Ihrem Krankenhausaufenthalt), damit Sie nicht darauf vergessen. Allzu rasch vergißt man die guten Vorsätze, die man gefaßt hat! Doch auch diese Dinge sind für Ihre weitere Genesung von essentieller Bedeutung.

Bevor Sie aber nach Hause gehen, rekapitulieren Sie noch einmal die Tage: Was hat Ihnen gut gefallen? Womit waren Sie sehr zufrieden? Sagen Sie das bitte dem Personal! Auch für ein Krankenhaus und die Menschen, die dort arbeiten, sind zufriedene „Kunden" wichtig.

Und wenn Sie etwas sehr enttäuscht hat und Sie glauben, daß so etwas nicht mehr vorkommen sollte, so sagen Sie auch das ruhig. Am besten, Sie deponieren Ihre Beschwerde gleich an der Station. Mancherorts gibt es auch einen Patientenbriefkasten für solche Angelegenheiten.

Und wenn Ihnen das Büchlein geholfen hat, die zahllosen Schwierigkeiten besser zu meistern, so schreiben Sie es mir doch. Wenn Ihnen aber etwas widerfahren ist, was ich Ihnen hätte vorher erzählen können, so teilen Sie es mir doch bitte auch mit. Dieses ist der erste Versuch, durch eine Informationsverbesserung den Ablauf im Krankenhaus reibungsloser und streßärmer für alle zu gestalten. Im Laufe der Zeit werden sich sicher noch viele Punkte finden, die durch genauere Beschreibung klarer gemacht werden können.

Ich freue mich über jeden Brief!

Zum Abschluß ...

Viele kritische Stimmen zu unserem Gesundheitssystem sind in der letzten Zeit laut geworden. Das Thema Spitalsmisere ist heiß und läßt sich in den Medien gut vermarkten. Ist es aber eine Misere?

Wenn man einen Blick in die Nachbarstaaten oder in die USA wagt, so muß man klar und deutlich erkennen, daß wir einen Riesenbonus genießen können. Jedermann steht der Zugang zu Spitzenleistungen der Medizin offen, ohne daß er gefragt wird, wie er versichert ist oder ob er sich den Aufenthalt im Spital leisten kann. Daran denkt man nicht, solange man selbst gesund ist, jede kleinste Beeinträchtigung der Gesundheit führt es jedoch klar und deutlich vor Augen. Fragen Sie doch nur einmal in der Apotheke, was Ihre Blutdrucktabletten oder Antibiotika kosten würden, wenn Sie sie bezahlen müßten.

Oder die Gallenoperation mittels Bauchspiegelung, die Sie durch winzige Einstiche von den quälenden Koliken befreit. Wissen Sie, wieviele Mittel dabei für Sie aufgewendet werden müssen?

Wenn Sie es benötigen, können Sie auch problemlos mit einer Nieren-, Herz- oder Lebertransplantation versorgt werden, ohne daß jemand fragt: „Haben Sie soviel Geld?"

Unsere Krankenhäuser garantieren Ihnen heutzutage höchste Versorgung auf jedem medizinischen Gebiet. Aber leider ist dieses Service eine allzu große Selbstverständlichkeit geworden.

Daß diese Leistungen nun einmal Kosten verursachen, die im Steigen begriffen sind, läßt sich keineswegs leugnen. Es wird daher unumgänglich sein, in dem Betrieb „Krankenhaus" ein höheres Kostenbewußtsein bei allen Mitarbeitern zu wecken. Doch auch den Politikern wird ihre Aufgabe nicht leicht gemacht, aus dem Budget die notwendigen Mittel für die Aufrechterhaltung des hohen Standards bereitzustellen.

Insgesamt gesehen müssen wir jedoch festhalten, daß unser Gesundheitssystem „vielleicht sogar das beste in ganz Europa" ist, wie es der Sozialmediziner Professor Kunze formuliert hat.

Seien wir also mit der qualitativ hochwertigen Versorgung unserer Bevölkerung zufrieden!

Und nun wünsche ich Ihnen noch alles, alles Gute für Ihren Spitalsaufenthalt und daß alles so abläuft, wie Sie es sich vorgestellt haben und Sie so rasch wie möglich gesund wieder zu Hause sind!

Chequeliste für's Klinikköfferchen

- Einweisungsschein
- Lichtbildausweis
- Sozialversicherungsnummer
- *Blutgruppenausweis (Lassen Sie ihn bitte nicht mit dem Führerschein zu Hause!)*
- Allergiepaß
- Marcoumarpaß   wenn Sie etwas davon besitzen
- Schrittmacherpaß
- *Blutbefunde, Röntgenbilder oder Lungenfunktionstestbefunde*
- Liste der Medikamente, die Sie bis jetzt eingenommen haben inkl. Dosierungsangabe
- Waschzeug
- Pflegemittel für Zahnprothese oder Kontaktlinsen
- Schlafanzug und Morgenmantel oder Hausanzug
- Hausschuhe
- Geld für die Tageszeitung (größere Beträge und Schmuck sollten Sie allerdings sicherheitshalber zu Hause lassen)
- Lektüre und Brille
- Walkman mit Kopfhörern

Sachverzeichnis